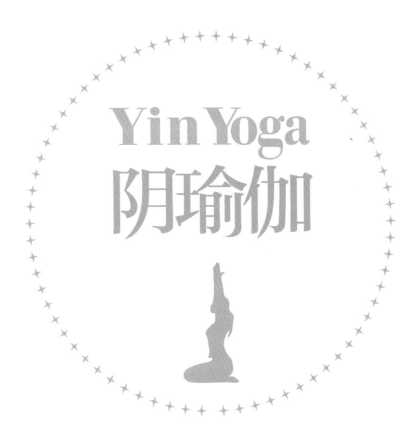

Yin Yoga
阴瑜伽

于伽 著

团结出版社

图书在版编目（ＣＩＰ）数据

阴瑜伽：风靡欧美的高端瑜伽课/于伽著. —北
京：团结出版社，2014.9（2018.11重印）
ISBN 978-7-5126-3061-1

Ⅰ.①阴⋯　Ⅱ.①于⋯　Ⅲ.①瑜伽—基本知识　Ⅳ.
①R247.4

中国版本图书馆 CIP 数据核字（2014）第 192957 号

出　版：团结出版社
　　　　（北京市东城区东皇城根南街 84 号　邮编：100006）
电　话：（010）65228880 65244790
网　址：www.tjpress.com
E-mail：65244790@163.com
经　销：全国新华书店
印　刷：三河市春园印刷有限公司

开　本：965×1270　1 / 24
印　张：6.75
字　数：150 千字
版　次：2014 年 9 月　第 1 版
印　次：2018 年 11 月　第 3 次印刷

书　号：ISBN 978-7-5126-3061-1
定　价：42.00 元

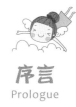

序言
Prologue

阴瑜伽是什么呢？

阴瑜伽其实不是什么西方人发明的新的瑜伽流派，它起源于我们中国古老的道家养生之术，是道瑜伽的基本入门功法。阴瑜伽的支撑点是中国道家古老的阴阳理论，一旦你切身练习之后，就会领会其中的原理——中庸之道。中庸之道的理论基础是天人合一，而天人合一的理念也正是印度瑜伽的基本理念。

在东方世界，平衡的观念被广泛地理解，中国古代称这个平衡点为"道"。道平静地存在于所有事物的中心。一旦我们离开这个中心时，就会呈现出阴与阳的两面。但在西方，人们对阴和阳的概念是陌生的。

从印度流传到西方，再从西方流传到中国的大多数瑜伽流派已经背离了瑜伽的原始本义，正在转向提高肌肉抗力的练习。简言之，在西方注重肌肉练习的侧重之下，瑜伽的练习已经阴阳失衡，太偏重于"阳"的一面。

美国阴瑜伽推广人 Paul Grilley 曾经说过："传统瑜伽修习者认为，你可以连续数小时地进行有规律的体式练习，但却无法连续数小时打坐冥想。我自身的体验是：当我修行到深度冥想阶段时，懊恼地发现，数年来艰辛的串联体位法(vinyasa)练习和高级体式的练习，并未能让我免除膝盖僵硬、背部和臀部疼痛等长时间打坐出现的问题。"而阴瑜伽的练习可以解决这一切问题。

过于"阳刚"的瑜伽练习正在让越来越多的练习者敬而远之,而古印度瑜伽的创始人其实恰恰是一位女神——拉克什米(Shri Lakshmi)。因此,我们应该剔除瑜伽中太多的"阳刚"元素,把阴柔作为主旋律来平衡过阳导致的失衡,使阴阳平衡。这就是阴瑜伽的精髓。同时,阴瑜伽大幅降低了阳瑜伽的动作难度,更适宜瑜伽的初学者。

阴瑜伽近些年来在西方引起重视,成为欧美健身会所中最火爆的瑜伽课程,日益被世人所知,这也是西方100多年来偏重阳瑜伽练习的自然回归。只有阴与阳达到平衡时,我们自身才能和谐,让自己达到更欢愉的层次。

阴瑜伽不可能脱离瑜伽特有的姿势,与其他瑜伽不同的是,它是通过一套舒缓的动作拉长肌肉与筋脉,使身体更加柔软。用术语表述就是"让肉体回归本心",以此达到身体与心灵的完美结合,释放美好意念,使身心感到闲适。

很多教练与瑜伽爱好者苦恼于体式方面的练习进步很慢,原因大多是由于肌腱、韧带等机体连接组织没有得到很好锻炼的缘故。如果是这样的话,阴瑜伽正适合他们!

阴瑜伽几乎适合所有水平的学生。它的锻炼目标一般在髋部、骨盆和脊柱底部的结缔组织。

阴瑜伽虽然看似被动、柔软,但它的练习也是非常具有挑战性的,因为每一个体式需要长时间保持。从一分钟到二十分钟,你可以将一个体式保持任意的时间!

阴和阳在练习中的反应是相当不同的。你需要经历这些直到真正知道阴瑜伽是怎么一回事。

这本书其实是在我多年进行的阴瑜伽培训的讲稿基础上完成的。书中提到的每个套路和每个体式都经过了实践的检验,切实可行。

感谢参加过我阴瑜伽培训的各位瑜伽老师和瑜伽爱好者们,也感谢荷心老师担当本书的示范模特、牧奇摄影的大力支持。没有你们,就没有这本书的出版。

于伽

2014年5月

大动不如小动，小动不如不动

Contents · 目录

PART 1
阴瑜伽：美丽因平静而绽放

PART 2

开始天人合一的和谐之旅：一堂 60 分钟的阴瑜伽入门课

PART 3

体验阴瑜伽的惊喜：
6个姿势，面如桃花就这么简单

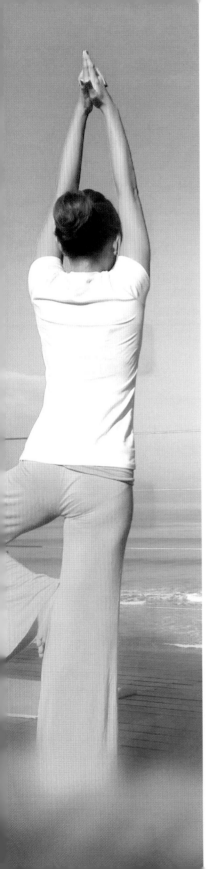

PART 4

心在什么境界，身在什么世界：
5个姿势，静心安神好心情

Contents · 目录

PART 5
感受祛病美体的神奇魔力：只需 8 招，让你极美享瘦一生

附 录

风靡欧美的高端瑜伽课

阴瑜伽

"大动不如小动，小动不如不动。"放弃向外的对抗，以臣服的姿态进行内观，细微深入地感受自我，调整自我；在相对放松的状态下，皮肤、肌肉产的依次松开，深入到结缔组织甚至更深的层面进行体验。

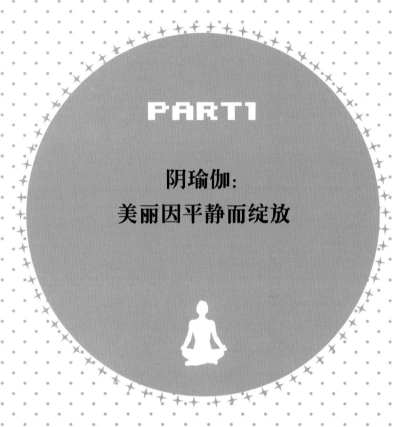

PART1

阴瑜伽：
美丽因平静而绽放

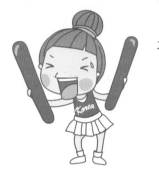

开始练习啦！！！

　　"大动不如小动，小动不如不动。"放弃向外的对抗，以臣服的姿态进行内观，细微深入地感受自我，调整自我；在相对放松的状态下，皮肤、肌肉依次松开，深入到结缔组织甚至更深的层面进行体验。

　　阴瑜伽大约在2005年春天来到大陆，最初的落脚点在广州，半年后，迅速蔓延到上海、北京、哈尔滨、南京、大连以及杭州等时尚指数颇高的大城市，尽管课程费用昂贵，爱美的女性们依然趋之若鹜。目前，仅京沪两地大大小小的阴瑜伽会所就有3000多所，注册会员40多万，取得行业执照的教练超过6000名。目前，全球练习阴瑜伽的人员多达千万。

什么是阴瑜伽

阴瑜珈并非什么新的瑜伽体系，它可以被视为瑜伽大家庭中的一部分。

目前世界上流行的大多数瑜伽练习都是偏阳性的，强调肌肉的伸张和收缩，以及上半身的练习。而阴瑜伽的特点是静，着重于髋、骨盆、下背部及下半身的练习，它是相对于阳瑜伽而言的。同时，阴瑜伽的练习大幅度降低了阳瑜伽的动作难度，更适宜瑜伽的初学者。

阴瑜伽强调的是整个身体的放松，清空一切杂念并结合缓慢自然的呼吸，长时间的动作保持，在肌肉完全放松的状态下锻炼骨骼及其连接组织，刺激经络，调节神经系统，增强耐力以达到身心合一的境界。

阴瑜伽平衡的理念可以指导我们的生活。当你切身练习之后，你就能感受到它给你带来的身心的喜悦。

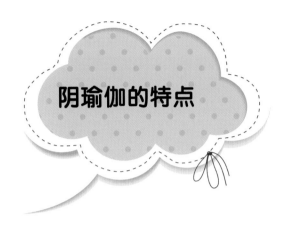

阴瑜伽的特点

静止

在阴瑜伽的体位法中，每个动作都会静止更长时间，一般保持大约3～5分钟，有时甚至是10分钟。配合你缓慢匀长的呼吸，让身体的肌肉完全放松。让感觉向内走，注重自身的体会。

锻炼的位置

阴瑜伽锻炼的主要部位是骨盆及下背部，它强调拉伸身体连接处的结缔组织。所以，在体位练习过程中更偏重于下半身的伸展。阴瑜伽动作缓慢，在自身极限内保持时间更长，可以锻炼人的耐力，为瑜伽的修炼进程打下良好的基础。

阴与阳

阴瑜伽的支撑点是中国道家古老的阴阳理论，一般就人体部位来说：上部为阳，下部为阴。体表为阳，体内为阴。相对于强调肌肉练习的阳瑜伽而言，阴瑜伽强调的是对各经络的刺激，调理内脏机体。让你从内而外得到调理。

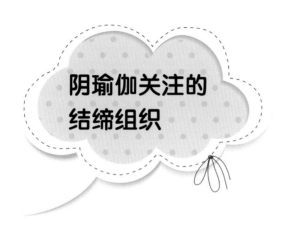

阴瑜伽关注的
结缔组织

结缔组织一般分为以下三类：

固有结缔组织：包括脂肪、肌腱、韧带和筋膜。

支持结缔组织：包括软骨与骨。

液体结缔组织：包括血液与淋巴。

　　阴瑜伽强调拉伸身体连接处的结缔组织。对于阴瑜伽练习者来说，最需要关注的结缔组织是肌腱、韧带，肌腱把肌肉与骨头相连，韧带把骨头与骨头相连。阴瑜伽可以巧妙地刺激与按摩人体全身的结缔组织，让你在延展肢体的同时，打通身体的"结"，使身体更加柔韧，从而达到完美的平衡状态。

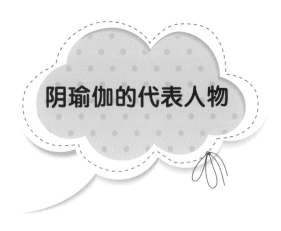

阴瑜伽的代表人物

Paul Grilley

1979年，Paul Grilley21岁，因阅读《一个瑜伽行者的自传》而深受启迪，开始学习锻炼瑜伽并对瑜伽着迷。先学习阳瑜伽，后来跟随Paulie Zink学习道瑜伽一年。开始将道瑜伽与阳瑜伽有机结合。后出版Yin Yoga 一书。首次提出了"阴瑜伽"的概念。融合了东方传统经络学、东方按摩医学和印度瑜伽体位法，开创了新的瑜伽流派——阴瑜伽。

Sarah Powers

阴瑜伽的倡导者，她带动了瑜伽和禅修相结合的身心灵成长方式。Sarah Powers 于1987年开始教学，是"内观瑜伽"的创始人和同名书的作者。这种瑜伽融合了瑜伽的内观与修行、佛学、中医和超个人心理学，以使身、心、灵焕发生机。她的瑜伽流派包含了一套以增强经络和内脏功能为主旨的阴瑜伽地板动作，并融入了受维尼瑜伽、阿期汤伽和艾杨格瑜伽启发的顺位本位的流瑜伽的阳性练习。Sarah Powers认为焕发身体和气脉的活力，是一名练习者深入开发天然觉知力的最重要准则。

阴瑜伽是否适合你

练习对象

1.普通男女老幼都可练习。对于骨胳受伤的练习者需要咨询医生同意后方可练习。

2.平时练习偏阳性瑜伽的人。很多教练与瑜伽爱好者苦恼于体式方面的进步很慢，或者有些人到了一定状态后体式方面总是没有什么进步，原因大多是由于肌腱、韧带等机体连接组织没有得到很好的锻炼的缘故。如果是这样的话，阴瑜伽正适合他们！

3.情绪易激动、焦躁、工作压力大的人群。需要通过阴瑜伽去释放和疏通聚集在身体内部和心灵深处的压力和紧张。

三原则

1.进入一个体式，并达到一定的深度。

2.融入静谧之中，并保持安宁。

3.维持体式达到一定的时间。

这三个原则将使得你的整个练习非常简单。

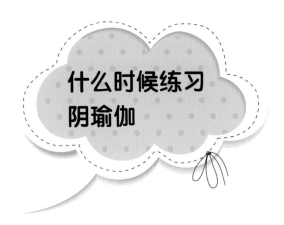

什么时候练习阴瑜伽

我们可以在如下的情形下练习阴瑜伽：

💜 清晨。早上肌肉还没有苏醒过来，会感觉身体很僵硬。这时候最适合以阴瑜伽打开我们的身体。

💜 临睡前。白天是阳，在临睡之前，一次阴瑜伽的练习可以平衡我们一天中摄取的阳能量，心理上的健身功效将更大。

💜 阳瑜伽练习之前。在阳瑜伽练习之前练习阴瑜伽可以让我们深层的组织得到伸展。

💜 春天或者夏天。春夏季节是阳气生发成长的时候，是一年中的阳。适合用阴瑜伽来平衡过剩的阳。

💜 情绪狂躁不安的时候。可以用阴瑜伽来平衡情绪中过多的阳。

💜 长途旅行之后。生活繁忙的我们出去旅行时，也可以看作是我们生活中的"阳"时光。如果我们在旅行后练习阴瑜伽，有益于培育阴的能量。

💜 女性月经期中。在女子月经期间，很自然地会发现阴瑜伽的练习非常有益。这得益于阴瑜伽放松身心的柔和体式。

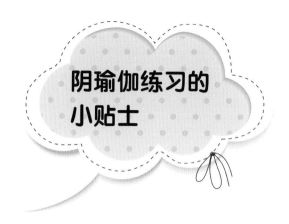

阴瑜伽练习的小贴士

1.孕妇和有严重健康问题的学员，应该征求专业医生的意见。健康问题包括：关节损伤、近期外科手术、癫痫、糖尿病、心血管疾病（尤其是高血压）等等。

2.不要用香水。在练习时一般要求深呼吸，如果你吸入太多香水味，身体会觉得不适。

3.练习前至少1到2个小时之内不要吃东西。

4.在开始练习之前，先洗个澡，让身体感觉清爽则更好，尤其是在寒冷的冬季。

5.排空肠道和膀胱。

6.如果你已经身体很疲惫，那么让整个练习简短而温和。

7.如果当天你在太阳底下待的时间很长，那么，最好不要再练习了。长时间的日光会让身体衰竭，必须让它有足够的时间恢复。

8.脱下手表以及其他任何封闭环状的金属物品，练习时，也应将眼镜取掉。

9.穿宽松舒适的衣服，这样身体就不会受到限制。在阴瑜伽练习中，一般不会产生内热。因此，只要舒适，你可以多穿一些衣服，也可以让室内暖和一些。

10.请准备软垫、瑜伽砖、毛毯等等，在绝大多数前曲体式和冥想练习中会用到。

11.排除干扰因素：例如将电话线拔除、让宠物走开一会儿等等。

12.避免穿堂风，不要在会被冷风吹到的地方练习。

阴瑜伽与
我们的经络

　　由于不同的经络刺激，对我们的机体内脏有着不同的调理作用，不同的阴瑜伽体式将会刺激到不同的经络，也将会给我们的身体起到不同的调理作用。

　　因此，我们要知道阴瑜伽的练习将会给我们的身体带来多大的惊喜，就需先了解不同经络的功效。

膀胱经：人体最大的排毒通道

　　全称"足太阳膀胱经"。是十四条经络中最长的一条经络，几乎贯穿整个身体。它使人体中宝贵的体液得以运行，因此关系到全身的健康。此经脉起于内眼角睛明穴，止于足小趾端至阴穴，循行经过头、颈、背部、腿足部。本经穴位主治泌尿生殖系统、神经系统、呼吸系统、循环系统、消化系统的病症。例如：癫痫、头痛、目疾、鼻病、通尿、小便不利及下肢后侧部位的疼痛等症。

　　与阴瑜伽体式的关系：前屈类的阴瑜伽体式都能刺激到膀胱经。

胆经：排解积虑的通道

全称"足少阳胆经"。沿着经络刺激可以改善气血的运行，它起始于外眼角，走在我们身体的两个侧面，从小腿到上身，再从脖子到头。主治胸胁、肝胆病症、热性病，神经系统病症和头侧部、眼、耳、咽喉病症。

与阴瑜伽体式的关系： 扭转类的体式都可以刺激到胆经。

胃经：维系着人的后天之本

全称"足阳明胃经"。胃经和胃的关系最为密切，是影响到消化系统的非常重要的经穴，但同时也和脾有关。它起始于头部鼻旁，循行经额颅中部、颈部，进入锁骨上窝部，再向下经胸、腹、下肢以及足尖。本经主治胃肠病，神志病和头、面、眼、鼻、口、齿疾患。

与阴瑜伽体式的关系： 后弯类的体式都可刺激到胃经。

脾经：有利于吸收营养、生血

全称"足太阴脾经"。脾主运化。运化就是帮助胃肠吸收，帮助把吸收的食物消化掉，然后把脏东西排出去。把糟粕的东西排到大肠去，把营养精微的物质吸收进来输送到血液，运化到全身各处。可见，脾经的运化功能差，对于人体的健康非常不利。有人会感觉到经常头晕，就是血上不到头；经常脚寒，就是血下不到足；经常手麻，就是血到不了四肢。

与阴瑜伽体式的关系： 屈膝、大腿外旋的阴瑜伽体式大都能刺激到脾经。

肾经：主管人一生幸福的经络

全称"足少阴肾经"。主治泌尿生殖系统、神经精神方面病症、呼吸系统、消化系统和循环系统某些病症，以及本经脉所经过部位的病症。

与阴瑜伽体式的关系： 屈膝类的体式大都能刺激到肾经。

肝经：人体天然的解毒机

全称"足厥阴肝经"。本经穴位主治肝胆病症、泌尿生殖系统、神经系统、眼科疾病和本经经脉所过部位的疾病。如：胸胁痛、疝气、遗尿、小便不利、遗精、月经不调、头痛目眩，下肢痹痛等症。

与瑜伽体式的关系： 屈膝类的阴瑜伽体式大都能刺激到肝经。

肺经：美肤的关键

全称"手太阴肺经"。各种呼吸系统疾病均与肺经有关，同时肺主皮毛，皮肤需要肺经精气充养。肺经过盛，皮肤血液循环过强，皮肤发红怕热易过敏，肺经虚弱，则皮肤血液循环不强，皮肤暗黑无光。

与阴瑜伽体式的关系： 手臂保持长时间伸展的体式可以刺激到肺经。

心经：生死攸关的重要经络

全称"手少阴心经"。此经络主心理、思虑、神志、睡眠、感情纠葛等。所有心血管疾病均与其有关。

与阴瑜伽体式的关系：手臂保持长时间伸展的体式可以刺激到心经。

心包经：人体自生自长的灵丹妙药

全称"手厥阴心包经"。简称心包经。主治心胸、心包疾病。心包经关系到心脏功能的正常发挥，经常按摩心包经可有效消除心脏外部的心包积液，解除心脏所受到的不必要的压迫，有能力将血液送到身体各个部位，将堆积的废物带走。

与阴瑜伽体式的关系：手臂保持长时间伸展的体式可以刺激到心包经。

大肠经：预防衰老要善待它

全称"手阳明大肠经"。大肠经可以有效地防治皮肤病，大肠经与肺相表里，肺的浊气不能及时排出会直接通过大肠排泄，体内毒素便会在大肠经淤积，脸上起痘身上起湿疹这些问题，调节大肠经都可以解决。

与阴瑜伽体式的关系：手臂伸展类的阴瑜伽体式大都能刺激到大肠经。

小肠经：人体健康的晴雨表

全称"手太阳小肠经"。一个人的小肠经发生病变，就会出现耳聋、目黄、颊肿、咽喉肿痛，上臂至肘部会出现麻痹、压迫疼痛，还有头重、头痛的感觉。经常刺激和按摩小肠经上的穴位，可以有效改善与关节有关的疾病。

与阴瑜伽体式的关系：手臂伸展类的阴瑜伽体式大都能刺激到小肠经。

三焦经：人体健康的总司令

全称"手少阳三焦经"。三焦者，总领五脏、六腑，三焦通，则内外左右上下皆通也。三焦经直通头面，所以此经的症状多表现在头部和面部，如头痛、耳鸣、耳聋、咽肿、喉痛、眼睛红赤、面部肿痛。三焦经的症状多与情志有关，且多发于脾气暴躁之人，打通此经，可以疏泄胸中郁结之气。女性内分泌失调时，一般要从三焦经寻找出路。

与阴瑜伽体式的关系： 伸展外侧手臂的阴瑜伽体式大都能刺激到三焦经。

阴瑜伽的热身
运动

　　瑜伽热身的一个重要原因是，它能让你把注意力集中到呼吸上，并通过深呼吸增加吸入的氧气，从而增强体力，为练习瑜伽做准备。

　　身体的血液循环也能够通过热身得到改善，并对身体姿势的伸展很有帮助。热身能让身体更加轻松地摆出姿势，防止身体受到伤害。另外，热能减轻练习瑜伽后身体的僵硬程度，增加的氧气供应和循环，减少肌肉产生的乳酸。

　　简言之，热身的最大好处是让我们更好地完成瑜伽动作。

　　开始练习阴瑜伽是一件让人轻松又愉快的事情，但是这并不意味着可以随性地开始。有人认为阴瑜伽动作简单，强度不大，不需要热身，其实阴瑜伽作为瑜伽大家庭的一部分，当然也需要热身。只是阴瑜伽的热身不需要像阳瑜伽的强度那么大，而且要根据季节、天气、时辰来调整。

常规阴瑜伽的四组热身：

1. 迷你拜日式

主要是通过阿斯汤加（Vinyasa）的方式对脊椎进行热身，根据时间，一般情况下做10 ~ 20遍，身体即可发热。

动作流程：

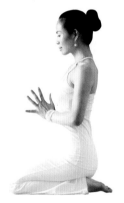

❶ 跪姿。双膝的距离一拳宽。脚背充分伸展，臀部坐在脚后跟上，腰背挺直，下巴微收，眼睛凝视鼻尖，双手在胸前合十，均匀地呼吸。注意：膝关节不好的，膝下可垫毛毯；脚踝僵硬的，脚踝下可垫毛巾卷。

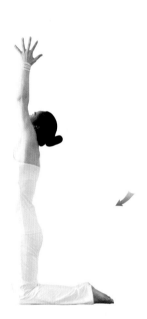

❷ 吸气，臀部抬起，双臂向上，抬头，胸腔打开，大腿与地面垂直。

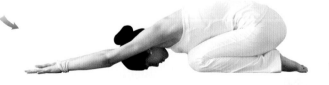

❸ 呼气，身体前屈，臀部坐在脚后跟上，腋窝打开，俯卧，手臂向前伸展。

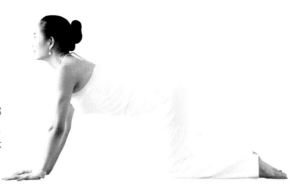

❹ 吸气，臀部抬起，大腿垂直地面，腰部放松，胸腔打开，手臂支撑地面，适当抬头，进入"牛式"。注意：大腿垂直地面，但不要求手臂与地面垂直。

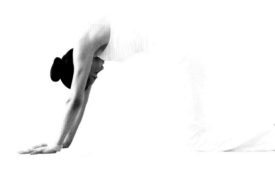

❺ 呼气，含胸，拱背，收腹，低头，进入"猫式"。

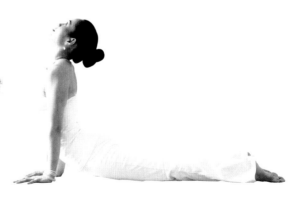

❻ 吸气，身体前移，大腿下沉，双膝不着地，腰椎放松，胸腔打开，手臂支撑，抬头，进入"上犬式"。

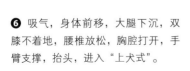

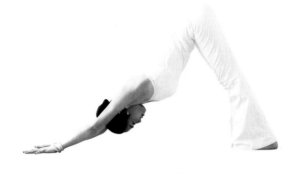

❼ 呼气，臀部抬高，脚趾滑动，脊椎伸展，腿后侧伸展，进入"下犬式"。

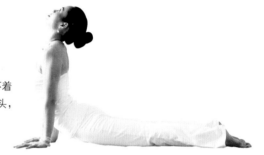

❽ 吸气，臀部下沉，大腿下沉，双膝不着地，腰椎放松，胸腔打开，手臂支撑，抬头，回到上犬式。

❾ 呼气，臀部后移，含胸，拱背，收腹，低头，回到"猫式"。注意：大腿垂直地面。

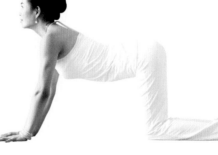

❿ 吸气，臀部抬起，大腿垂直地面，腰部放松，胸腔打开，手臂支撑地面，适当抬头，回到"牛式"。

⑪ 呼气，身体后移，臀部坐在脚后跟上，腋窝打开，俯卧，手臂向前伸展。

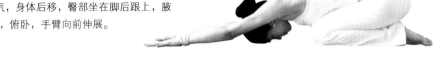

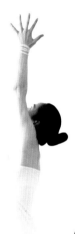

⑫ 吸气，臀部抬起，双臂向上，抬头，胸腔打开，大腿与地面垂直。

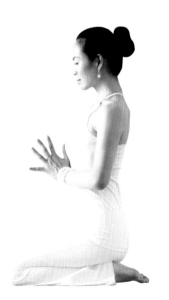

⑬ 呼气，臀部坐在脚后跟上，双臂从两侧回到胸前合十。
一遍需要六个呼吸，反复做。

2. 拜月式

偏阴性的热身，可以选择在晚上练习。

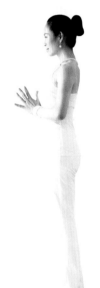

❶ 山式。双手在胸前合十。

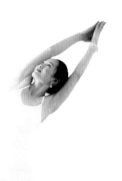

❷ 弦月式。吸气，双臂向上举起，在头顶合掌。呼气，从上半身而不是腰部开始慢慢地向左侧侧弯，保持5~8个呼吸。注意：侧弯主要发生在胸椎，而不是腰椎。

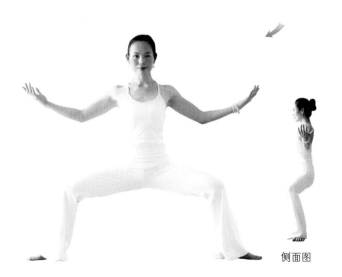

侧面图

❸ 鼎式。吸气，身体回到正向，呼气，右脚往右侧一大步，双脚外八，双膝弯屈，小腿与地板垂直，不要求大腿与地板平行，膝盖的中线与第二脚趾一个方向。同时屈肘，大臂大致与地板平行，小臂与地板垂直，保持5~8个呼吸。注意：腰部挺直，整个上半身类似靠墙的感觉。

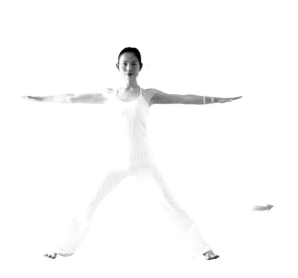

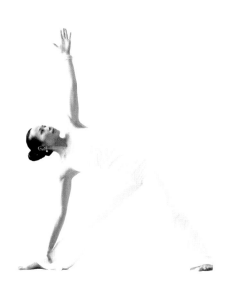

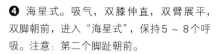

❹ 海星式。吸气，双膝伸直，双臂展平，双脚朝前，进入"海星式"，保持5～8个呼吸。注意：第二个脚趾朝前。

❺ 三角伸展式。右脚向右转90度，左脚稍微内扣。吸气，再次伸展脊柱，呼气，从右髋开始往右侧折叠，进入"三角伸展式"，保持5～8个呼吸。

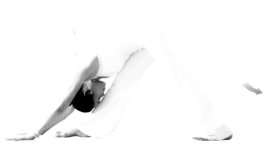

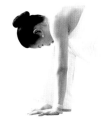

❻ 加强侧伸展式。随着呼气，左臂跟着向下，左右脚脚尖移动到同一个方向。骨盆摆正。吸气，脊柱伸展，呼气，上半身向前伸展，进入"加强侧伸展式"，保持5～8个呼吸。注意：骨盆保持端正，不要左右倾斜。

❼ 幼龙式。随着呼气，右膝弯曲，左脚后撤，左膝着地，左脚的脚背放在地板上，右小腿与地板垂直。吸气，脊柱伸展，呼气，脊柱放松前屈，进入"幼龙式"，保持5～8个呼吸。注意，右小腿与地面垂直，脊柱放松。若左膝有压力，可在左膝下面垫上毛毯。

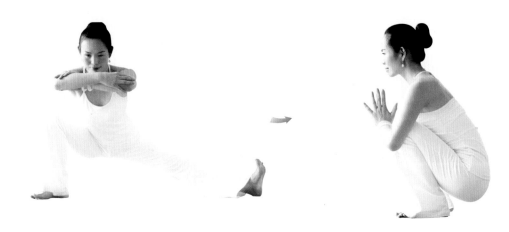

❽ 侧弓步。随着呼气,身体往右转,左脚掌抬起,保持5～8个呼吸。无法坚持的学员可以双手撑地。注意:右膝盖不要超过右脚的脚趾尖,骨盆不要过于下沉。

❾ 蹲式。吸气,身体向右移动,使右脚和左脚大致与髋部同宽。双脚外八,膝盖的中线与第二脚趾一个方向,臀部下沉,脊柱前倾,保持5～8个呼吸。注意:膝盖不要超过脚趾尖。

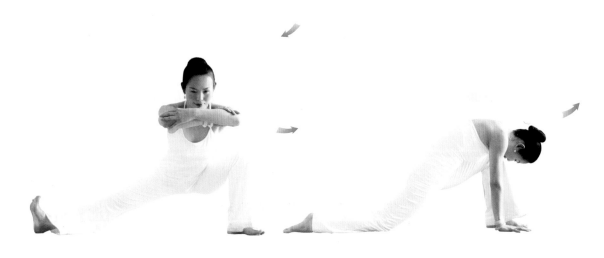

❿ 侧弓步。随着呼气,右腿向右侧打开,来到"侧弓步",保持5～8个呼吸。

⓫ 幼龙式。随着呼气,身体向左转,右膝着地,右脚的脚背放在地板上,左小腿与地板垂直。吸气,脊柱伸展,呼气,脊柱放松前屈,进入幼龙式,保持5～8个呼吸。

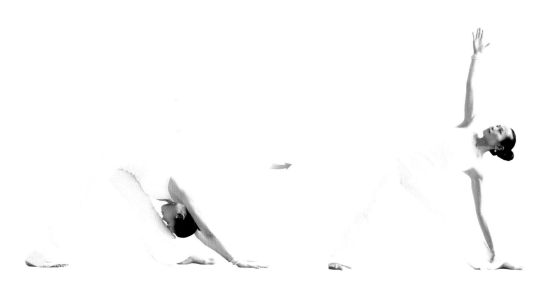

⓬ 加强侧伸展式。随着吸气，双手扶地，左右脚一前一后，脚尖保持同一方向。吸气，脊柱伸展，呼气，上半身向前伸展，来到加强侧伸展式，保持5～8个呼吸。

⓭ 三角伸展式。随着吸气，左膝微屈，右脚后撤，身体向上转动，进入"三角伸展式"，保持5～8个呼吸。

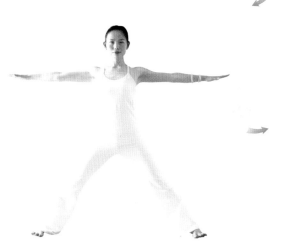

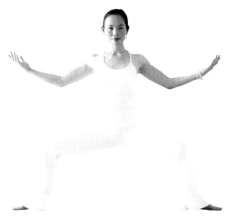

⓮ 海星式。吸气，身体立直，双臂展平，转到双脚朝前，进入"海星式"，保持5～8个呼吸。

⓯ 鼎式。呼气，双脚外八，双膝弯屈，小腿与地板垂直，膝盖的中线与第二脚趾一个方向。同时屈肘，大臂大致与地板平行，小臂与地板垂直，保持5～8个呼吸。

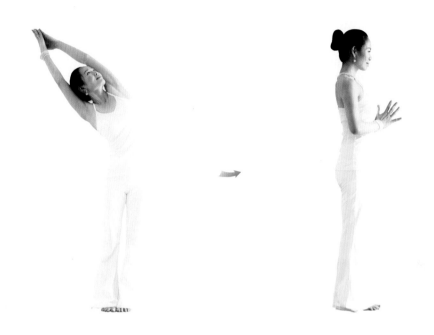

⑯ 弦月式。吸气，身体重心向右侧移动，右腿向左侧移动和左腿并拢。双臂从身体两侧向上举起，头顶合掌。呼气，从上半身而不是腰部开始慢慢地向右侧侧弯，保持5～8个呼吸。

⑰ 山式。吸气，身体回正。呼气，双臂从身体两侧回到胸前合十。

注意：双侧腰要等长伸展，不要一侧过度伸展，而另外一侧挤压。感觉整个身体像靠着无形的墙。

3. 拜云式

　　这是一组有趣味性的热身。在空旷的地方，闭上眼睛做上10分钟，注意呼吸，注意上下肢的协调，注意呼气时候的身体平衡，你会有惊喜的感觉。（以右侧为例）

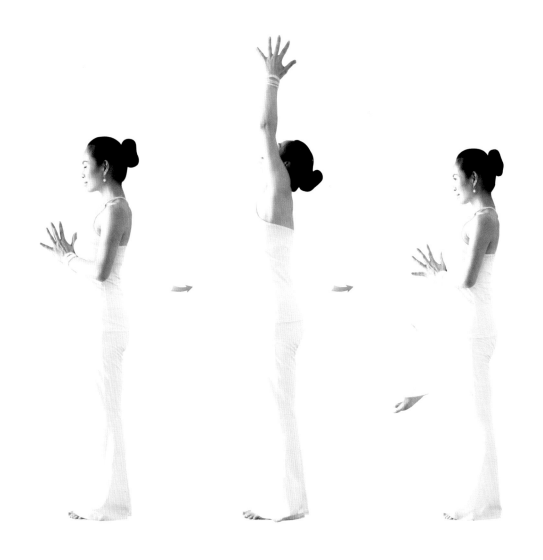

4. 祛风系列

针对脚踝、膝关节、髋关节、手腕、肘部、肩膀的热身。

热身的顺序一般是脊椎、大关节、小关节。

脊柱摇摆式（每组可保持前后四次摇摆）

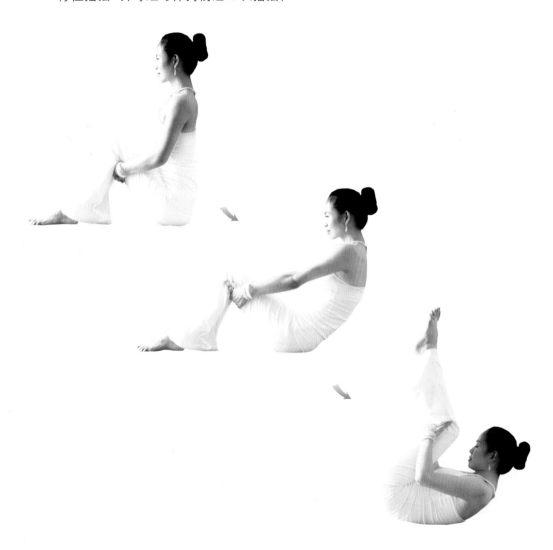

肩关节的绕动1（借助辅助的带子，每组可保持前后各8 ~ 10遍）

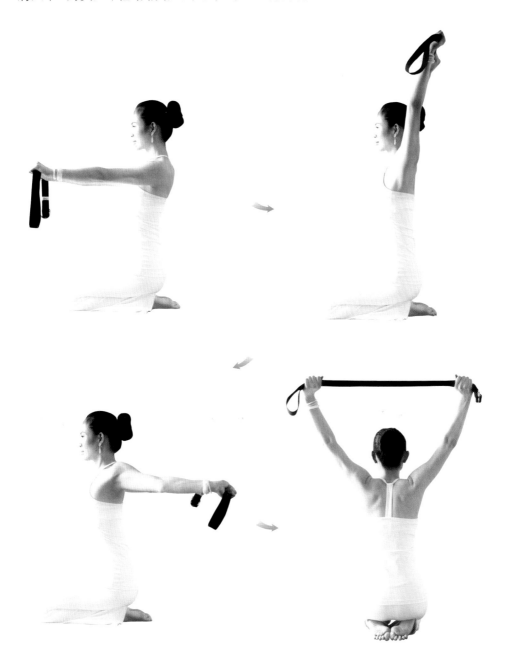

肩关节的绕动2（借助辅助的带子，每组可保持左右各5～8遍）

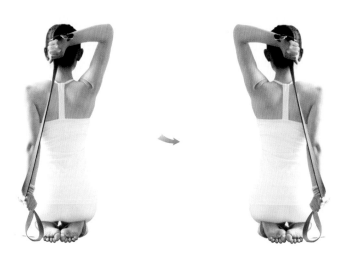

肩关节的绕动3（每组可保持正反各4～8遍）

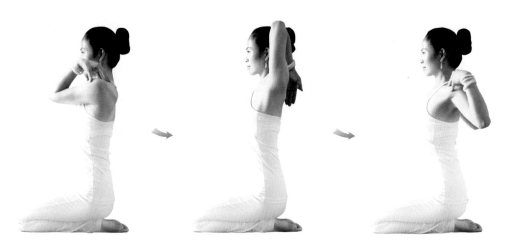

肩、肘、腕的活动（每组可保持左右各2遍）

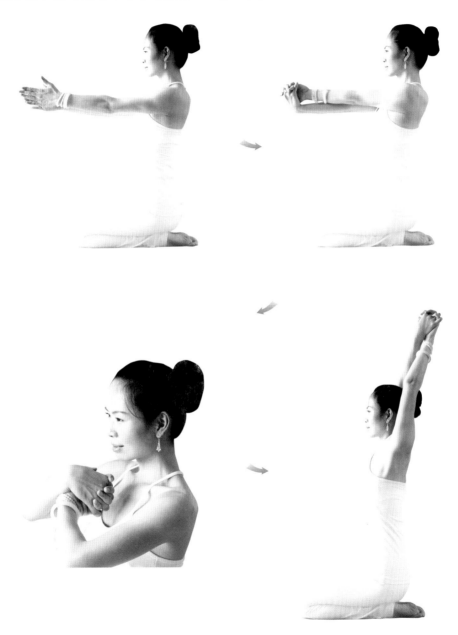

髋关节的活动1（每组可保持正反各4 ~ 8遍）

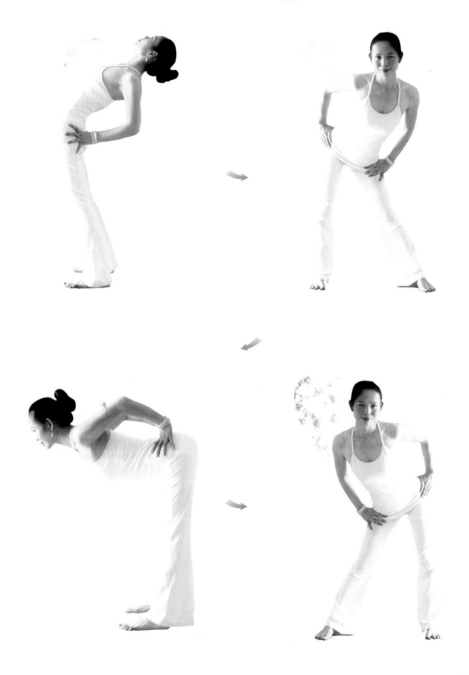

髋关节的活动2（可以左右摇摆）

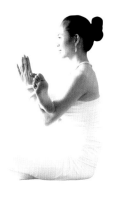

膝关节及脚踝的的绕动

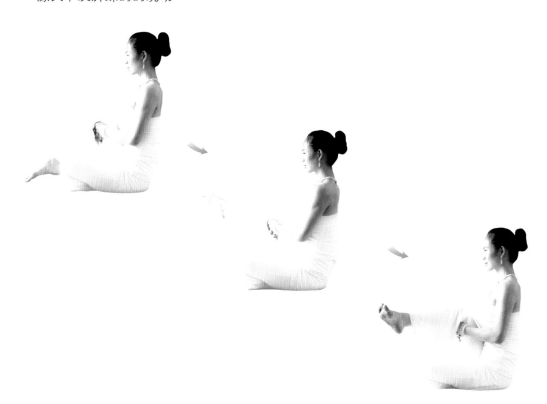

阴瑜伽是最自然、最方便，也是最快速的自我疗愈法，它配合肢体的平衡、呼吸的调节以及心灵的净化进而达到身心的统一。我们的体内都存在着一股强大的自愈能力，只是一直都被掩藏起来了。阴瑜伽让我们不用凭借外力及他人，轻松帮助我们开始唤醒本体的自愈能力。

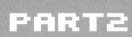

PART2

开始天人合一的和谐之旅：
一节60分钟的阴瑜伽练习课

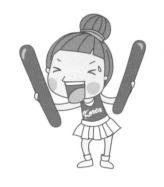

开始练习啦!!!

　　阴瑜伽是最自然、最方便，也是最快速的自我疗愈法，它配合肢体的平衡、呼吸的调节以及心灵的净化进而达到身心的统一。我们的体内都存在着一股强大的自愈能力，只是一直都被掩藏起来了。阴瑜伽让我们不用凭借外力及他人，轻松帮助我们开始唤醒本体的自愈能力。

　　在练习阴瑜伽时，不要去创造什么，不是去表演。体式仅仅是载体，让你更好地感受自己，学习如何让欲望放松。不是调整姿势，而是学习在不适中感到舒适；不是排除不适，而是学习在不适中放松和觉知。

制定 60 分钟的阴瑜伽练习计划

1. 开始的冥想

2. 蝴蝶式

3. 蜻蜓式：屈向右腿 / 屈向左腿 / 屈向中间

4. 人面狮身式

5. 婴儿式

6. 海豹式

7. 婴儿式

8. 半鞋带式：右腿向前 / 左腿向前

9. 快乐婴儿式

10. 仰卧扭转式：向右扭转 / 向左扭转

11. 摊尸式

12. 结束的冥想

 保持每个体式三分钟。体式之间用任何舒服的方式放松身体30到60秒。上面的流程可以通过每个体式保持五分钟来延长到90分钟。从简到繁，从易到难，循序渐进地练习，你会逐渐感受到阴瑜伽为我们的身体带来的变化。现在就开始我们天人合一的和谐之旅吧！

蝴蝶式
Butterfly
一招让女人越练越美

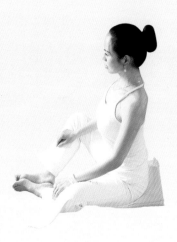

❶ 坐姿。身体僵硬的学员可在臀部下方垫上垫子。如果学员有坐骨神经痛这样的问题，可以加高垫子，并且在双腿小腿外侧垫上软的抱枕或者折叠的瑜伽垫。使双脚的脚心相对，双腿形成一个方形。

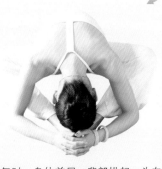

❷ 呼气时，身体前屈，背部拱起，头向下靠近脚后跟。如果颈部疲劳，可将手肘放于膝盖或大腿上，用双手支撑头部。或在上身下方垫毯子或是抱枕，双臂向前伸展或放在体侧，也可以用双手握住双脚。

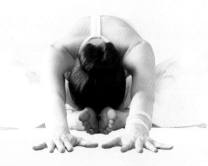

❸ 放松全身，保持3～5分钟。如果可以，尽量保持的时间长一些。

功效

① 使下背部得到伸展，影响到贯穿脊柱的膀胱经，对那些遭受泌尿疾病的人尤其有益。

② 如果双脚向内靠近会阴，会感觉到大腿内侧的伸展，使内收肌得到更好的被动拉伸，肾经和肝经受到刺激。如果双脚放得远一些，则更多拉伸腿的外侧，刺激胆经。改善气血的运行。

③ 强化肾脏和不活跃的腺体功能，消除男性睾丸的沉重感。

④ 使女性经期规则，增强卵巢功能，孕妇长期练习此式，有助于降低分娩的难度。

变体

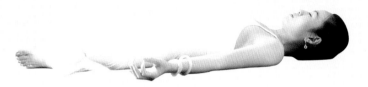

❶ 可以躺下来做这个体式，双腿打开成蝴蝶式。

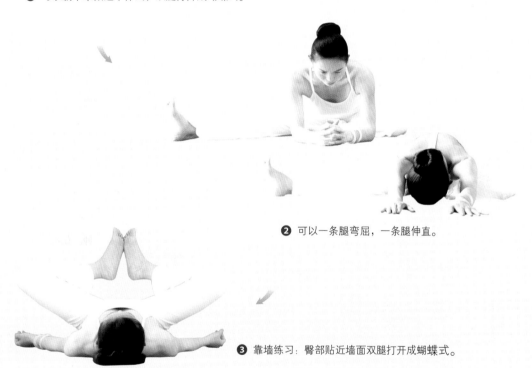

❷ 可以一条腿弯屈，一条腿伸直。

❸ 靠墙练习：臀部贴近墙面双腿打开成蝴蝶式。

小贴士：

① 怀孕妇女也可以做，但双腿应该向外展开，给腹部留出空间。

② 颈椎骨（whiplash）突出或曲度不正常的人，应避免练习这个体式。

③ 最好在饭后练习。初学者应量力而行，不要勉强将头向前接触地板为好。

④ 蝴蝶式是一个完全臣服于自己身体的体式，能够让所有的感观收敛，重要的不是体式的难度，而是用一颗谦卑的心来练习该体式。

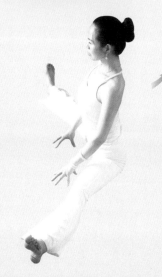

蜻蜓式
Dragonfly

扫除压力，元气满满

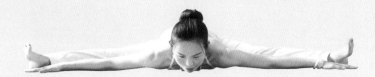

❷ 呼气放松，身体前屈。高级学员可以俯身向一侧，手臂放松在腿的两侧。如果接近地板感觉不适，可以用抱枕垫在下巴下。如果感到头部沉重颈部无法支撑，可以用双手撑地。对于身体僵硬的学员，可适当屈膝。或者将脚内侧平贴在地板上。

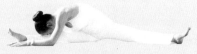

高级学员

❶ 坐姿。身体僵硬的学员可在臀部下方垫上垫子。如果学员有坐骨神经痛这样的问题，可垫高垫子，使膝盖低于臀部。双腿打开为90度角，程度好的学员也可打开为120度角。如果感觉腿后侧跟腱太紧，可微微屈膝，并在大腿下方垫上抱枕。

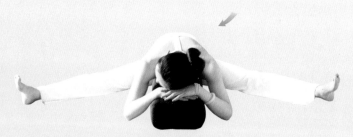

❸ 放松全身，保持3～5分钟。

功效：

使髋部、会阴和大腿后侧的肌肉得到拉伸，刺激经过会阴的脾经和肾经。温和地拉伸膝盖内侧，可刺激经过膝盖内侧的脾经和腿后侧的膀胱经。扭转变体可以刺激沿着上身旁侧的胆经。通过对全身多条经络的刺激，可以增强化功能，提高新陈代谢的能力，畅通头颈部分血液循环，使头脑清醒。

小贴士：

①如果学员的膝盖曾有损伤或疾病，可以让双腿靠得近一些，或收紧腿前侧来保护膝盖。

②腿内侧受伤者慎做此式。

变体

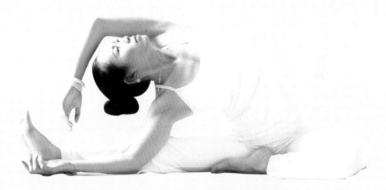

❶ 可以将身体进行扭转。一腿屈膝，向内侧折叠，胸部转向天花板方向（高级学员可以双手抓脚）。

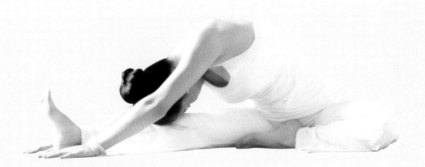

❷ 也可以将身体转向一侧（此姿势可以帮助刺激肩胛骨下方的经络）。

人面狮身式
Sphinx

气血充盈，面如桃花

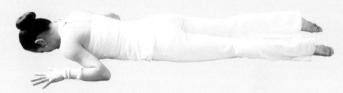

❶ 俯卧，额头贴地，双腿伸展。屈肘，两个手掌放在头部的两侧。

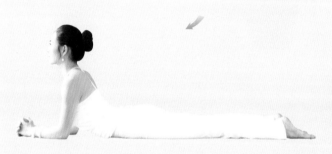

❷ 吸气，前臂平放在地上，慢慢地把头和上身抬离地面。两条大臂大致与地面垂直。如果感觉这样不舒服，手肘可以再往前移动一些，胸部着地，以减少下背部的压力。

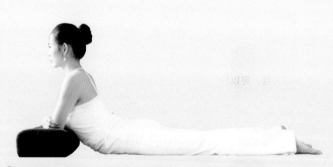

❸ 眼睛平视前方。全身放松，保持3 ~ 5分钟。（高级学员也可借助抱枕练习）

功效：

① 调理脊柱，刺激经过下背部和骶骨的膀胱经和肾经，强化肾脏和肾上腺的功能。使腿前侧得到伸展，可影响到经过腿前侧的胃经和脾经，提升消化功能。使髂腰部位的肌肉得到拉伸，可消除腰部的赘肉。

② 颈部得到伸展，有助于消除颈纹，甲状腺和淋巴可以得到疏通。

小贴士：

① 孕妇应避免练习此式。

② 如果学员感到头疼时，也应避免练习这个体式。

变 体

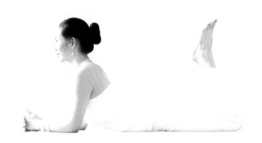 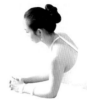

❶ 屈膝可以给骶骨（尾骨上方）更多压力。

❷ 双腿分开可加强对下背部的锻炼。

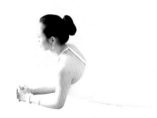 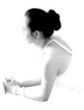

❸ 双腿并拢，可以放松骶骨，让脊柱均匀受力。

❹ 可以在会阴上方垫上毯子或抱枕，来减缓压力。

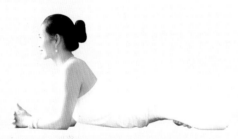 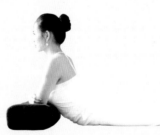

❺ 柔软的学员可以尝试双腿盘莲花来做这个体式。

❻ 可以在手肘下垫上抱枕帮助打开胸腔加深体式。

婴儿式
Child
"肉背"与坏情绪的克星

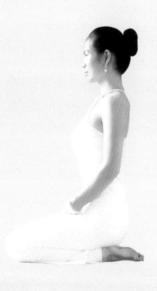

❶ 跪坐，臀部坐在脚跟上。双膝并拢，或分开与髋部同宽。对于初学者允许膝盖分开直到舒适位置。

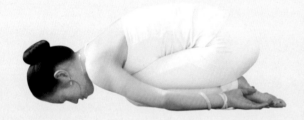

❷ 呼气，上半身前屈，前额着地。有的学员前额着地臀部会抬起而不能坐在脚跟上，这时就需让前额放在手上或抱枕上，可使颈部舒适。手放在臀部的两侧，掌心向上。也可以使双臂向前伸展来做这个体式。

❸ 保持3～5分钟。

功效：

①用来休息和帮助恢复的体式。有助于使脊柱伸展。

②轻微挤压胃部和胸部可刺激到消化器官和胸部。加强脾脏、胃、肾和膀胱的功能。心理上可以缓解情感冷漠、忧虑、心里脆弱。头部支撑时可以缓解背部和颈部疼痛。

小贴士：

①腹泻或怀孕期间不要做这个体式。刚吃完饭最好不要做这个体式，会不舒服。

②如果膝盖有疾病，学员需要在大腿与小腿之间垫上毛巾或毯子，或避免这个体式。

③作为一个温和的脚踝伸展体式，学员或许需要在脚踝下方垫上毯子或其他物品来减少脚背的不适。

变体

❶ 可以让双膝向两侧分开到青蛙式的
一半，把它作为青蛙式的准备体式，但
需保持臀部坐在脚后跟上。

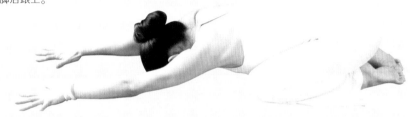

❷ 把双手放在臀部两侧，缓慢
地从一侧滚动到另一侧。这样
可以刺激胸部上侧和乳房组织
的血液和淋巴液的循环。

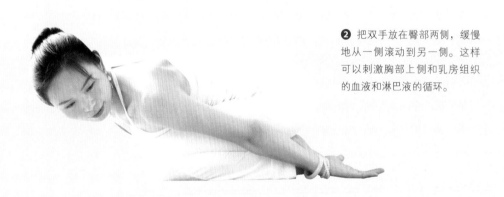

海豹式
Seal

调理内脏，
增强后天之本

❶ 俯卧，额头贴地，双腿伸展，屈肘，两手掌贴地。

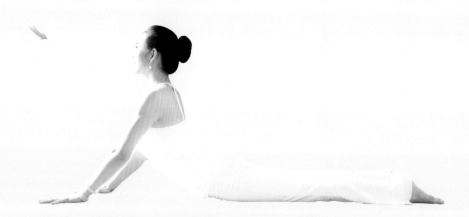

❷ 吸气，上半身抬起，手臂向前伸展。学员可能会感到下背部强烈的压力。可以让两手分开一些，这样有助减缓下背部的压力。

❸ 保持一分钟，然后慢慢降低，休息，再重复几次。

功效

① 有助于美化腰部线条。

② 调理脊柱，有效刺激经过下背部和骶骨的膀胱经和肾经。

③ 伸展腿前侧，可影响到经过腿前侧的胃经和脾经。

④ 挤压骶腰部位，有助于改善肾脏和肾上腺的功能。

⑤ 颈部向后伸展，可以减少颈部赘肉，甲状腺也受到有效刺激。

变 体

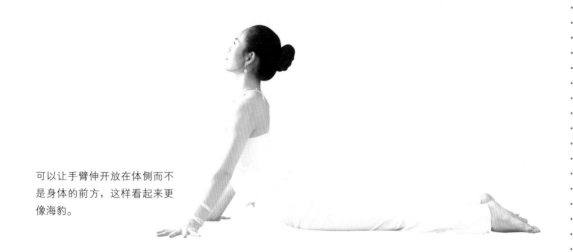

可以让手臂伸开放在体侧而不是身体的前方，这样看起来更像海豹。

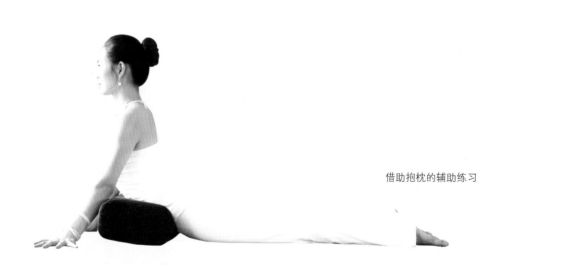

借助抱枕的辅助练习

半鞋带式
Half Shoelace

内在排毒人不老

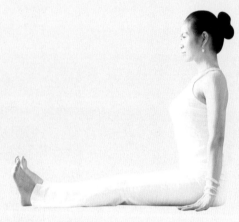

❶ 坐姿。身体僵硬的学员臀部下方可以垫上垫子。如果学员有坐骨神经痛之类的疾病，要垫高垫子，使膝盖低于臀部。

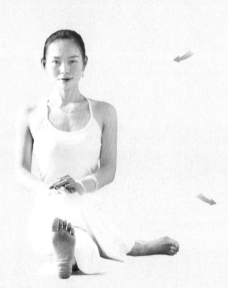

❷ 将弯曲的右腿放在左腿上，如果可以的话，双膝互相重叠。

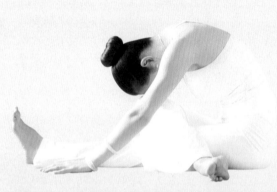

❸ 呼气，身体前屈。可以在胸部下方垫上抱枕。双手可以放在体侧或放在体前，也可向后背方向伸展或把手肘枕在长枕上。

❹ 保持3～5分钟。然后换另一侧。

功效:

①极好的开髋体式，可以有效减轻下背部的压力。

②可以有效刺激肝经和肾经，因为这些经络经过大腿内侧；同时也能刺激腿外侧的胆经。如果折叠向前，膀胱经会受到刺激，胃部可以得到挤压与按摩，提升消化力。

小贴士:

①孕妇在怀孕三个月后不要做前屈动作。

②如果膝盖不适，可双腿交叉坐立，折叠上身向前。或在两膝盖重叠处垫上毛毯。

③如果髋部或膝盖感觉太紧张，可以上身保持垂直，或用手臂支撑更多的重量。

变体

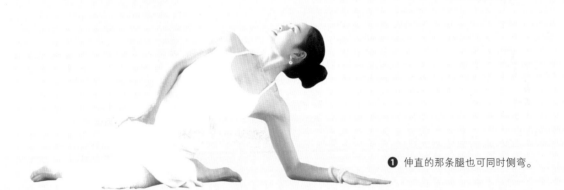

❶ 伸直的那条腿也可同时侧弯。

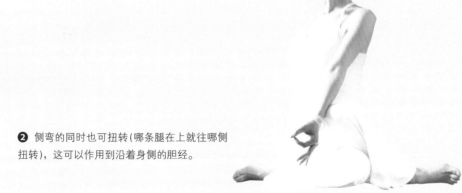

❷ 侧弯的同时也可扭转（哪条腿在上就往哪侧扭转），这可以作用到沿着身侧的胆经。

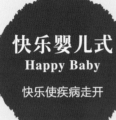

快乐婴儿式
Happy Baby

快乐使疾病走开

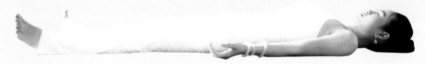

❶ 仰卧在垫子上。

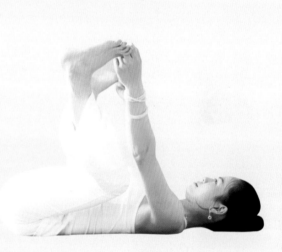

❷ 屈膝，双手握住双腿。双肩有意识
地下沉放松，全身也要放松。
保持3～5分钟。

功效

① 使髋部得到拉伸，骶骨得到放松。

② 大腿内侧的刺激可作用于脾经、肝经和肾经，使膀胱受益。

③ 深度挤压胃脏，提升消化功能。

小贴士

① 女生在月经期应避免这个体式。

② 高血压患者要避免这个体式。

变体

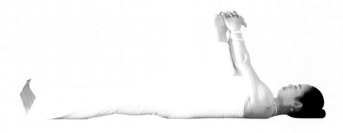

❶ 半快乐婴儿式(像倒转过来的冲刺式)一次抬起一条腿。

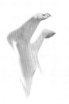

❷ 腿后侧筋腱很紧的学员可以用瑜伽带拉脚,或靠墙来做这个体式。也可以双手抓住大腿保持。

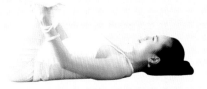

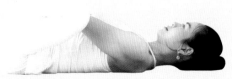

❸ 双脚并拢,让双脚靠近会阴。也可以让脚趾靠近鼻子,增加难度。

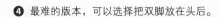

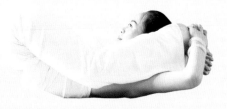

❹ 最难的版本,可以选择把双脚放在头后。

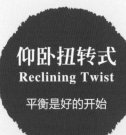

仰卧扭转式
Reclining Twist
平衡是好的开始

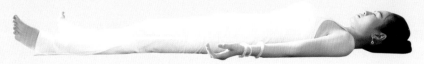

❶ 仰卧。吸气，双臂向两侧打开。

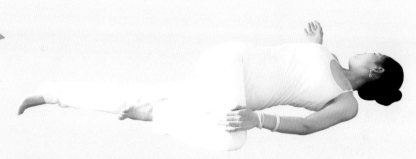

❷ 呼气，屈右膝，右腿搭在左腿上并缓慢放向左侧，保持上半身向右转。
❸ 保持3～5分钟。换另外一侧。

功效：

①可以让紧张的身体系统恢复平衡，并减少脊柱的紧张。弯曲的双膝靠近胸部可以减轻坐骨神经痛的症状。大腿的扭转使膀胱经和胆经得到刺激，可以提升排泄功能。

②如果手臂高过头部，手臂上的三条经络（心经、肺经和小肠经）会得到有效的刺激。对提升肝脏、脾脏和胰腺的功能有益。

③肩关节和肩部的组织以及胸腔和乳房得到有效锻炼。

小贴士：

①如果学员有肩部问题（例如肩胛损伤），手臂可以弯曲或垫上抱枕。

②如果肩膀离开地面，可在膝盖下垫上抱枕帮助身体平衡。

③如果手臂或手发麻，可以放低一些让血液流通。

④不要用力扭转，要放松，让重力自然起作用。

变 体

❶ 把手臂贴近耳朵，如果不舒服可在手臂下垫上抱枕。也可以把头扭转到同侧，注意感觉的变化。

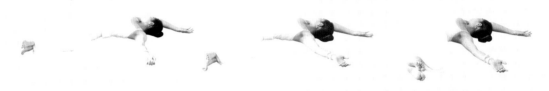

躯干和大腿弯曲大于90度　　　　　躯干和大腿弯曲为90度　　　　　躯干和大腿弯曲小于90度

❷ 可以像鸟王式(Garudasana)一样缠绕双腿。

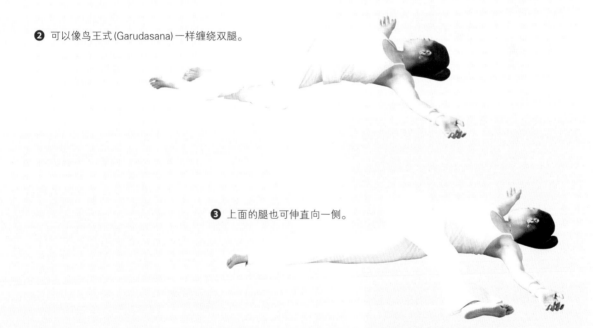

❸ 上面的腿也可伸直向一侧。

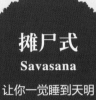

摊尸式
Savasana
让你一觉睡到天明

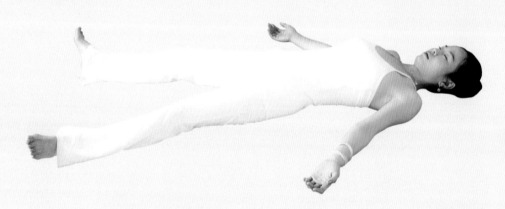

❶ 仰卧。双臂向两侧打开，手臂距离身体约45度左右，掌心向上。闭上双眼，放松全身。平静而自然地呼吸。在这个安静的时刻意识保持觉醒，关注身体的放松，关注能量的流动，这是你感受能量的潜能的最佳时机。

❷ 保持3 ~ 5分钟，或者更长的时间。

功效

① 治疗紧张、神经衰弱和失眠的一种极好的方法。

② 对于哮喘、糖尿病、消化不良、风湿腰痛和月经不规则等疾病也是有益的。

小贴士

双腿分开约30度。不要有意将双脚并拢或指向某方向。

变体

❶ 手臂举过头顶。双腿也可以分得再大些。

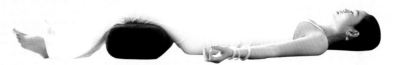

❷ 膝下垫个抱枕，脚跟要放在地板上。

❸ 也可以将两手向上高于肩膀（手肘微曲），或者让手和脚随意放成自己感觉舒适的角度。

经络不通会阻碍气血循环，影响到新陈代谢。导致青春痘和气色黯沉，阴瑜伽的练习能使内分泌紊乱、消化紊乱以及各种炎症得到缓解，脸色自然变好了！

PART3

体验阴瑜伽的惊喜：
6个姿势，面如桃花就这么简单

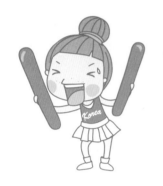

开始练习啦！！！

　　经络不通会阻碍气血循环，影响到新陈代谢。导致青春痘和气色黯沉，阴瑜伽的练习能使内分泌紊乱、消化紊乱以及各种炎症得到缓解，脸色自然变好了！

　　阴瑜伽是对全身经络的按摩，促使气血、阴阳达到平衡，可明显改善气滞血瘀、手脚冰冷等症状。当刺激到不同的经络时，可消除脸部神经肌肉的紧张状态，促进血液循环，从而使脸部红润，富有弹性。只做一次，就可以看到效果哦！爱美的妹妹一定要长期坚持！

90 分钟的阴瑜伽美容计划

1. 开始的冥想

2. 蛙式——蝌蚪两分钟 / 半蛙过渡 / 全蛙两分钟

3. 婴儿式一分钟

4. 人面狮身式

5. 婴儿式一分钟

6. 右腿在上的鞋带式

7. 右腿在后的睡天鹅式

8. 左腿在上的鞋带式

9. 左腿在后的睡天鹅式

10. 毛毛虫式

11. 右腿在前的龙式

12. 幼龙式二分钟

13. 大跨步龙式两分钟

14. 下犬式一分钟

15. 婴儿式一分钟

16. 左腿在前的龙式

17. 幼龙式二分钟

18. 大跨步龙式两分钟

19. 下犬式一分钟

20. 婴儿式一分钟：向左扭转 / 向右扭转

21. 摊尸式

22. 结束的冥想

如无特殊说明，保持这些体式每一个4分钟的时间。这一套路要比第一套路有更大的挑战性。在每个体式之间用感觉舒服的任何动作放松30到60秒。

蛙 式
Frog
例假来了一样好心情

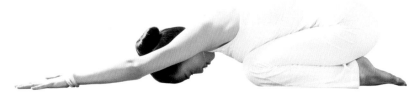

❶ 从婴儿式开始，分开两膝，但臀部不要离开脚后跟，先进入蝌蚪式，保持二分钟。

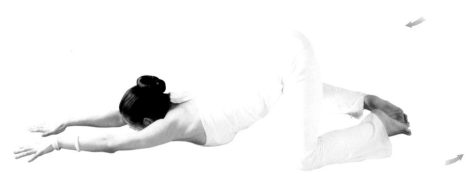

❷ 臀部向上抬起，直到与膝盖在一条直线；双脚相对，进入半蛙式。如果颈部僵硬，可以继续保持额头触地，而不是下巴触地。

功效：

①深度打开髋部，使内收肌得到充分拉伸。

②腿内侧的压力作用于脾经、肝经和肾经。可帮助消化缓解痛经。

③当手臂向前伸展，上身经络得到按摩，可影响到心经，肺经，大肠经和小肠经。

小贴士：

①背部有问题的学员，不适宜做这个体式。

②如果感觉膝盖压力过大，可在膝盖下方垫上毛毯。

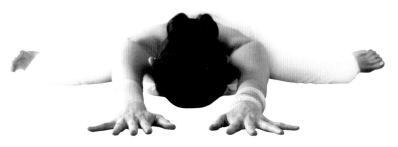

❸ 臀部和大腿不动，双脚分开与膝盖同宽，进入全蛙式，保持二分钟。感觉
髋部压力过大可以将臀部前移。

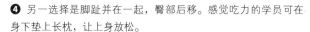

❹ 另一选择是脚趾并在一起，臀部后移。感觉吃力的学员可在
身下垫上长枕，让上身放松。

❺ 柔韧程度好的学员可以增加保持时间。如果肩膀不舒服，手
臂可以向两侧分开得宽一些。也可以只伸展一侧手臂，头枕在另
一侧手臂上。此动作可以循环，从全蛙再到半蛙，再回到蝌蚪式。

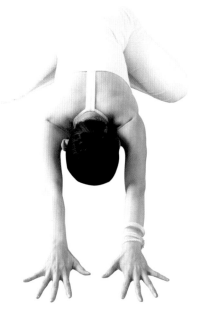

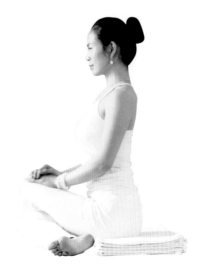

鞋带式
Shollace
早这样就瘦了

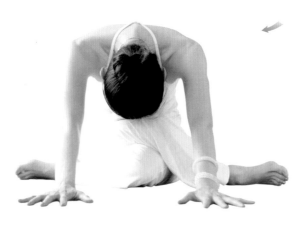

❶ 坐姿。身体僵硬的学员可在臀部下方垫上垫子。如果学员有坐骨神经痛这样的问题，要使膝盖低于臀部。先屈右膝，弯曲的右腿放在左腿上，如果可以的话，双膝重叠。如果膝盖不适，可在两膝盖重叠处垫上毛毯。然后屈左膝，把左脚放在右臀部的外侧。

❷ 呼气时身体前屈。可以在胸部下方垫上抱枕。双手可以放在体侧或放在体前，或手臂向后背方向伸展，（或者双手在后背部互相抱住另一侧的手肘）也可以把手肘枕在长枕上。如果髋部或膝盖太紧张，上身垂直保持，或用手掌和手臂支撑更多的重量。

❸ 如果髋部或膝盖太紧张，可上身保持垂直，或用手掌和手臂支撑更多的重量。保持3～5分钟。然后换另一侧。

功效：

①极好的开髋体式，当上身折叠向前时减轻了下背部的压力。

②刺激肝经和肾经，因为这些经络经过大腿内侧，也刺激了腿外侧的胆经。如果折叠向前，膀胱经也可受到有效刺激。有助于提升泌尿系统的功能。

小贴士：

①双臀要稳稳地坐在垫子上，不要出现重心偏向一侧臀部或一侧臀部离开垫子的现象。若有，应把下沉那侧的垫子垫高。

②孕妇在怀孕三个月后不要前屈。

变体

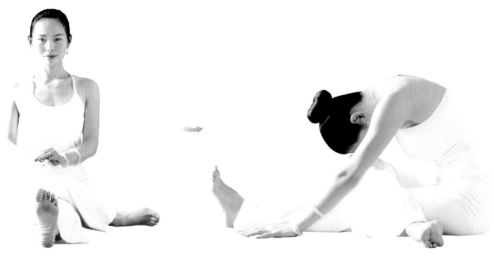

❶ 进入完全的鞋带式感觉困难的人，可以把下方的腿伸直，选择半鞋带式。如果膝盖感觉难受，可在膝盖窝的下方垫上卷起的毛毯。

双腿交叉坐立，折叠上身向前。

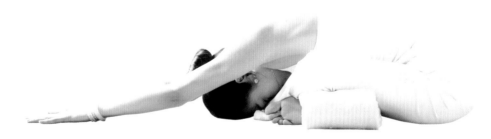

❷ 如果髋部或膝盖太紧张，也可以适当分开双腿。

变体

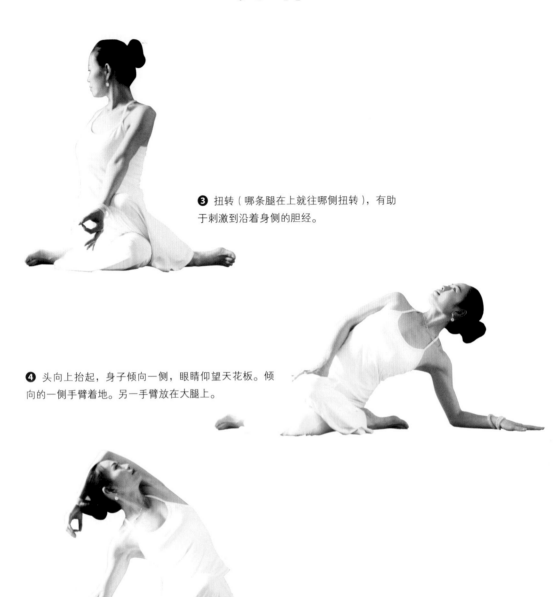

❸ 扭转（哪条腿在上就往哪侧扭转），有助于刺激到沿着身侧的胆经。

❹ 头向上抬起，身子倾向一侧，眼睛仰望天花板。倾向的一侧手臂着地。另一手臂放在大腿上。

左手臂也可上抬贴向耳旁。

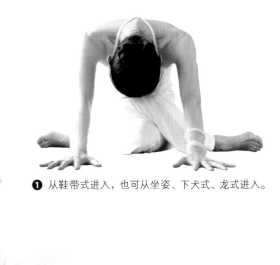

睡天鹅式
Sleeping Swan
肾不虚了一身轻

❶ 从鞋带式进入，也可从坐姿、下犬式、龙式进入。

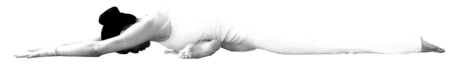

❷ 从鞋带式进入，也可从坐姿、下犬式、龙式进入。如果从鞋带式进入，要把上面的腿移开，向后放。柔韧性好的人可以让前面的小腿与垫子前端平行，把脚移动至胸骨下方。还可以让前腿的膝盖远离身体，即把膝盖放置在垫子的外面，这样可以更大地伸展腿外侧，更多地刺激到腿外侧的胆经。后腿充分伸展，尤其脚背平铺在垫子上。

❸ 对于初学者和柔韧性不太好的学员，可以把前脚收回，放在更靠近会阴的地方或压在同侧臀部下方。更多地刺激腿内侧的肝经和脾经、肾经。保持骨盆的中立位。

❹ 保持3~5分钟。回到坐姿，左腿在上的鞋带式。

功效：
一个有效开髋和强烈的肌肉外旋的体式，当腿向后时加大了腿侧四头肌和臀部屈肌的拉伸。刺激到经过腿内侧肝经和肾经、后腿前侧的胃经和脾经、腿外侧的胆经和经下腰部的膀胱经。可以让大量血液流经会阴区域，从而控制性欲。

小贴士：
① 为了保护前腿膝盖，要保持脚的弯曲。
② 减轻难度的做法：可以做一半的睡天鹅式。
③ 向一侧倾斜的学员可以垫些支撑物，如折叠的毯子，垫在曲腿一侧的臀部下方，使得身体保持在正中。

变体

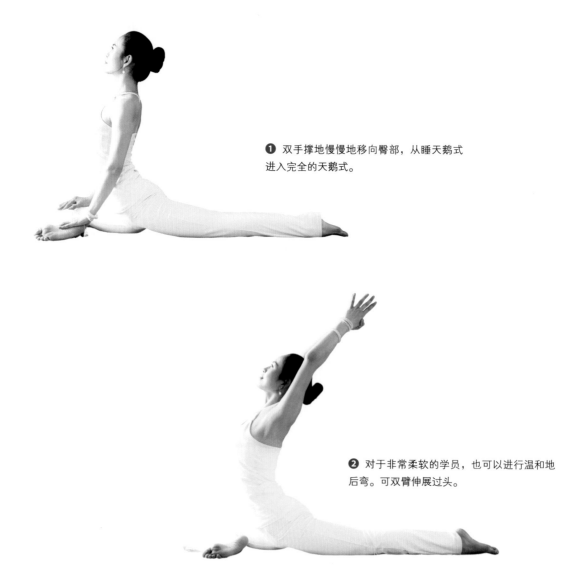

❶ 双手撑地慢慢地移向臀部，从睡天鹅式
进入完全的天鹅式。

❷ 对于非常柔软的学员，也可以进行温和地
后弯。可双臂伸展过头。

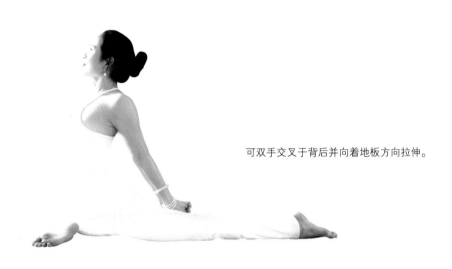

可双手交叉于背后并向着地板方向拉伸。

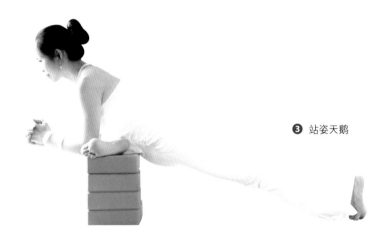

❸ 站姿天鹅

毛毛虫式
Caterpillar
夫妻更和谐了

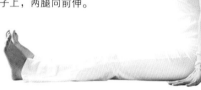

❶ 坐在垫子上，两腿向前伸。

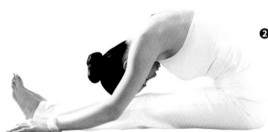

❷ 呼气，向前屈身，双手放在身体两侧。

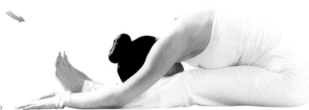

❸ 保持3～5分钟。

功效：

① 使背部的韧带、腿后的肌肉得到拉伸。

② 挤压胃部，有助于提高消化系统的功能。刺激肾脏，帮助治愈性无能并提升性控制力。加强心脏功能。

③ 刺激膀胱经。有助于排出体内的毒素。

小贴士：

如果感觉吃力，可在胸部下方垫上毯子。如果学员有坐骨神经痛，要垫上垫子抬高臀部。如果腿后肌肉僵硬，可弯曲双膝，在膝盖窝下方垫上卷起的毛毯。如果颈部感到紧张，可用手撑起头部，手肘放在腿上或抱枕上。

变 体

初学者可以把双腿分开，也可以将双腿靠在墙上，弯曲膝盖，让双脚脚掌贴墙。

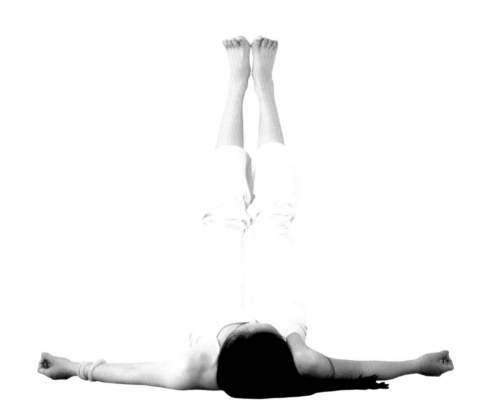

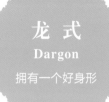

龙 式
Dargon
拥有一个好身形

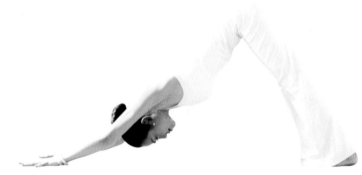

❶ 从下犬式进入，先做下犬式。

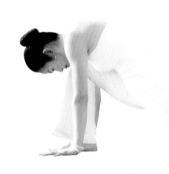

❷ 右脚向前一大步，放在双手之间，右小腿大致和地面垂直。左脚的脚背放在垫子上。上半身靠近右大腿，进入婴儿龙式。

❸ 幼龙保持2分钟之后，让前腿膝盖最大程度向前或后脚跟向后滑动，直到脚跟刚要抬离地面，进入大跨步龙式，保持2分钟。

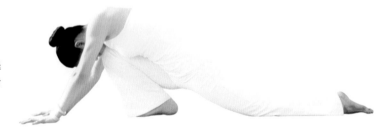

功效

① 深度打开髋部。使髋关节得到拉伸。使后腿髋部的屈肌和四头肌得到拉伸。对坐骨神经痛有帮助。

② 对胃、脾脏、肝脏、胆囊和肾脏器官有益。

小贴士

练习此体式时膝盖骨或脚踝会感觉不适。如果学员身体僵硬，可以在后腿膝盖下垫上毯子，或在小腿胫骨下方垫上长枕，也可以让膝盖离开地面。

变 体

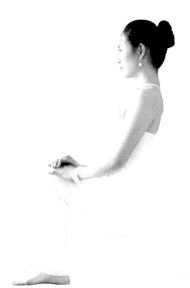
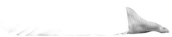

❶ 高飞龙式：把手臂放在前侧大腿上，并提升胸部。使前大腿和前腿脚趾一个方向，前腿脚趾和后腿脚趾成一斜线，使脚得到伸展并保护脚踝。

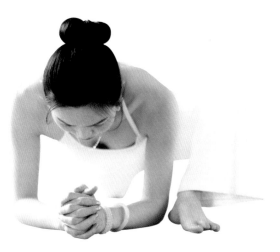

❷ 低飞龙式：双手放在前脚内侧，双手向前挪动，放低髋部。学员可以手肘落地，或手肘落在垫子上或瑜伽砖上。

变 体

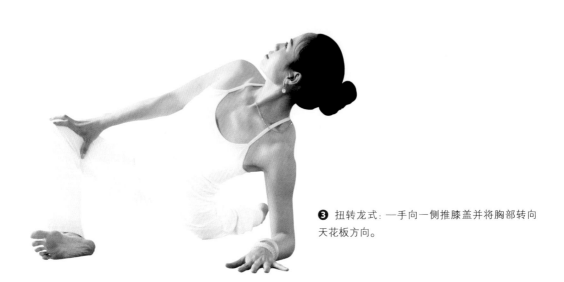

❸ 扭转龙式：一手向一侧推膝盖并将胸部转向
天花板方向。

❹ 翼龙式：双手着地，膝盖向外掰，达到前脚外侧能承受的极限，并保持这个姿势。程
度较好的学员可尽量把身体的重心往地面下沉，以手肘落地。也可落在瑜伽砖上。这么做
可更强烈地刺激前腿的内侧及腹股沟，更好地打开髋部。

变体

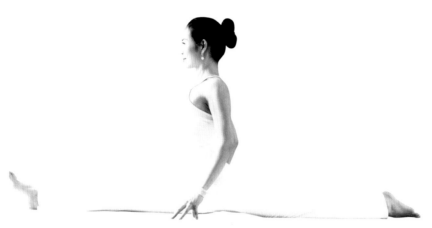

❺ 劈腿龙式：伸展两腿，并向两侧劈开。如果感觉不舒服，学员可以在前侧臀部下垫上毯子支撑，有助于放松肌肉，学员可以立直上身或上身折叠向前。

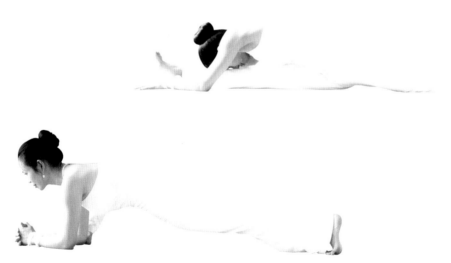

❻ 火呼吸龙式：在以上的任一变体中，可脚趾蹬地、抬高膝盖，伸展腿部，这会增加髋部承重，有助于加大对身体的拉伸。

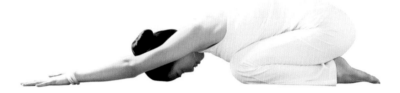

下犬式
Down Dog
关节炎真的不犯了

❶ 从婴儿式进入，先做婴儿式。

❷ 臀部抬起来，大致呈四脚板凳状，但手最好放在肩下稍往前一点点。双手之间的距离，通常是比肩膀稍微宽一些。双脚之间距离一脚宽。

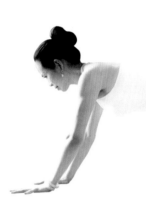

❸ 吸气时，脚趾踩地，臀部起来，进入下犬式。五指完全展开，整个手掌铺在垫子上，推向地面，感觉手指尖微微内抠地板。
❹ 始终保持膝部轻微弯曲，尤其是初学者。

 功效：
① 缓解背部僵硬，促进血液循环。
② 消除疲劳、减慢心率，强化腿部肌肉，加强腿部伸展，减轻肩关节炎的症状。

 小贴士：
血压异常或患有眩晕病的人，在练这个动作时要小心，一旦觉得不舒服，先将双膝跪下然后臀部坐在脚跟上，同时，额头顶地以大拜式休息，再慢慢蜷起身体。

变 体

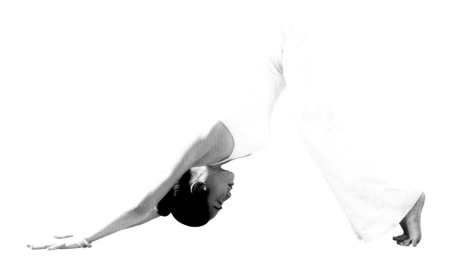

大脑主宰了我们一切行动的能力，阴瑜伽让你学会听见身体的声音，闭上眼睛感受你的身体需要什么。

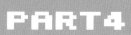

PART4

心在什么境界，身在什么世界：
5个姿势，静心安神好心情

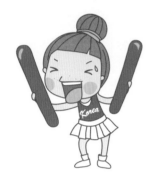

开始练习啦！！！

　　大脑主宰了我们一切行动的能力，阴瑜伽让你学会听见身体的声音，闭上眼睛感受你的身体需要什么。

　　工作压力大、生活负担重，以及不规则的饮食，都是现代人的通病。阴瑜伽的练习有助身心、肌肉的放松，可以帮助你减少压力，并改善饮食习惯和集中注意力，还会给你带来安全感、同情心和生活的平衡，改变你的生活。尝试一下阴瑜伽，也许你会有意想不到的收获。

90 分钟的阴瑜伽塑心计划

1. 开始的冥想

2. 蝴蝶式一分钟

3. 右腿在后的天鹅式一分钟

4. 睡天鹅式二分钟

5. 蝴蝶式一分钟 6. 左腿在后的天鹅式一分钟

7. 睡天鹅式二分钟

8. 蝴蝶式一分钟

9. 人面狮身式，或者海豹式三分钟

10. 婴儿式一分钟

11. 右腿在前的龙式系列：

12. 幼龙式一分钟

13. 高飞龙式一分钟

14. 低飞龙式一分钟

15. 下犬式一分钟

16. 婴儿式一分钟

17. 左腿在前的龙式系列：

18. 幼龙式一分钟

19. 高飞龙式一分钟

20. 低飞龙式一分钟

21. 下犬式一分钟

22. 双膝分开的婴儿式二分钟

23. 蛙式：蝌蚪两分钟 / 全蛙两分钟

24. 双膝并拢的婴儿式一分钟

25. 融心式三分钟

26. 右腿伸直的半蝴蝶式三分钟

27. 折叠式（坐姿双膝靠近胸）一分钟

28. 左腿伸直的半蝴蝶式三分钟

29. 仰卧的折叠式（双膝靠近胸）一分钟：

仰卧向右扭转一分钟 / 仰卧向左扭转一分钟

30. 摊尸式

31. 结束的冥想

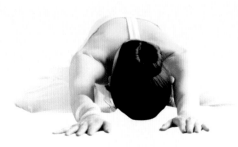

天鹅式
Swan
让身心更加自由

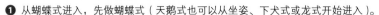

❶ 从蝴蝶式进入，先做蝴蝶式（天鹅式也可以从坐姿、下犬式或龙式开始进入）。

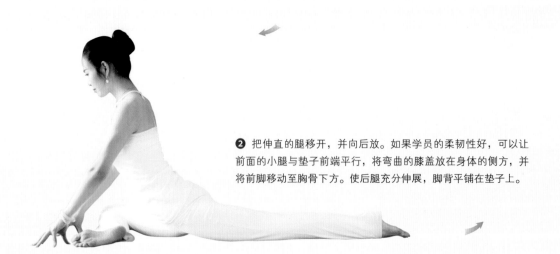

❷ 把伸直的腿移开，并向后放。如果学员的柔韧性好，可以让前面的小腿与垫子前端平行，将弯曲的膝盖放在身体的侧方，并将前脚移动至胸骨下方。使后腿充分伸展，脚背平铺在垫子上。

功效：
① 打开髋部，让身体的重力自然起作用。当腿向后时使腿侧四头肌和臀部屈肌得到拉伸。
② 刺激经过腿内侧肝经和肾经、后腿前侧的胃经和脾经、腿外侧的胆经和经下的腰部的膀胱经。会让大量血液流经会阴的区域，从而控制性欲。

小贴士：
① 如果学员的膝盖有问题，尤其是半月板有问题的学员，如果髋部太紧，膝盖有压力，可以把前脚收回，使其更靠近会阴或压在臀部的下方。
② 为了保护前腿膝盖，应保持脚的弯曲。

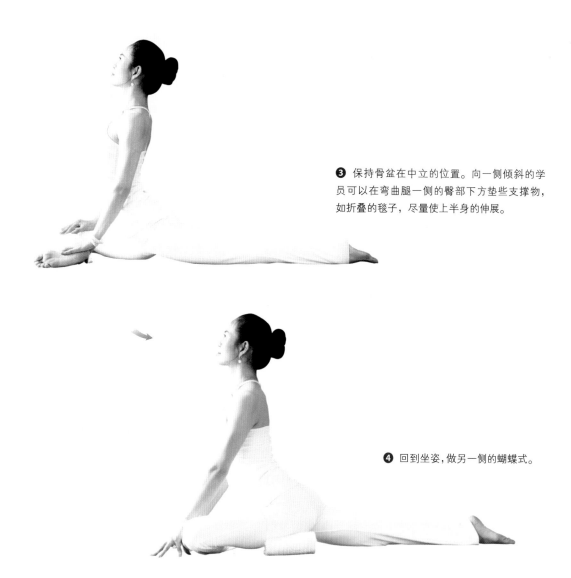

❸ 保持骨盆在中立的位置。向一侧倾斜的学
员可以在弯曲腿一侧的臀部下方垫些支撑物,
如折叠的毯子, 尽量使上半身的伸展。

❹ 回到坐姿, 做另一侧的蝴蝶式。

变体

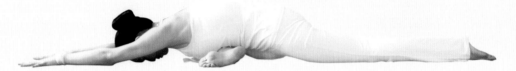

❶ 双手慢慢地移向前从完全的天鹅式到睡天鹅式，这与天鹅式相比髋部打开的强度小些。

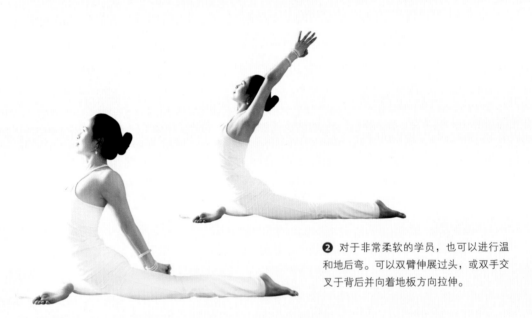

❷ 对于非常柔软的学员，也可以进行温和地后弯。可以双臂伸展过头，或双手交叉于背后并向着地板方向拉伸。

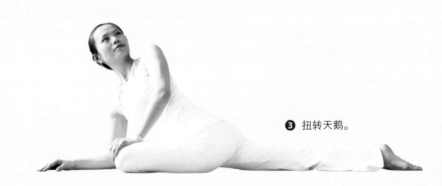

❸ 扭转天鹅。

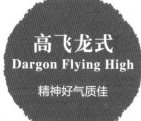

高飞龙式
Dargon Flying High

精神好气质佳

❶ 从婴儿式进入。

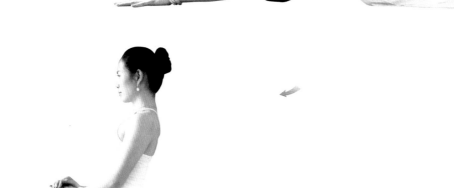

❷ 从婴儿式慢慢抬起上半身进入高飞龙式。
❸ 高飞龙保持1分钟之后，进入下一个体式——低飞龙式。

功效：

深度打开髋部，使髋关节得到拉伸。
也使后腿髋部的屈肌和四头肌得到拉
伸。对坐骨神经痛有帮助。对胃、脾脏、
肝脏、胆囊和肾脏器官有益。

小贴士：

膝盖骨或脚踝会感觉不舒适，如果学员身体僵硬，可以让前腿
大腿和小腿成90度角，使重量更多放于膝盖骨上。如果后腿膝
盖不适，可在膝盖下方放上毯子，小腿下方垫上抱枕，或脚趾
回勾抬离地板。如果脚踝不适，可在脚部下面垫上毯子，或在
小腿胫骨下垫上长枕抬高膝盖。

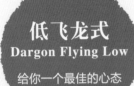

低飞龙式
Dargon Flying Low
给你一个最佳的心态

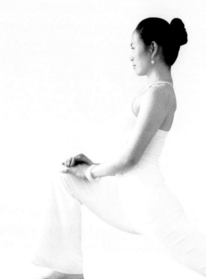

❶ 从高飞龙式进入，先做高飞龙式。

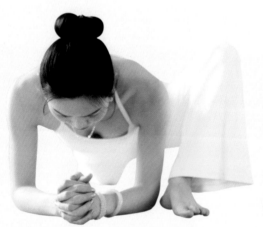

❷ 慢慢地将身体前屈，进入低飞龙式。

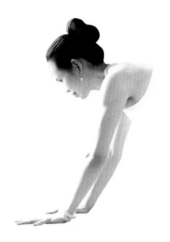

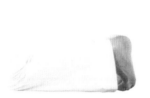

❸ 低飞龙保持1分钟之后，双手扶住垫子，把前腿向后撤退一大步。

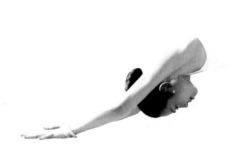

❹ 抬高臀部，来到下犬式。

功效：

深度打开髋部。使髋关节得到拉伸。也伸展拉伸了后腿髋部的屈肌和四头肌。对坐骨神经痛有帮助。对胃、脾脏、肝脏、胆囊和肾脏器官有益。

小贴士：

膝盖骨或脚踝会感觉不舒适。如果学员身体僵硬，让前腿大腿和小腿成90度角，使重量更多放于膝盖骨上。如果后腿膝盖不适，可在后腿膝盖下垫上毯子，或在小腿胫骨下方垫上长枕，也可以让膝盖离开地面。如果脚踝不适，可在脚下面垫上毯子。

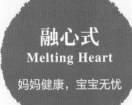

融心式
Melting Heart
妈妈健康，宝宝无忧

❶ 从四脚板凳式进入，先做四脚板凳式。

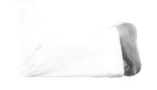

❷ 手慢慢往前移，上半身轻轻下压，胸部靠近地面。如果肩膀疼痛阻碍了上臂向头顶方向伸展，可以将两臂分开得更宽些。柔韧性好的学生可以将下巴放在地板上，眼望上方。

❸ 保持3～5分钟后，可以把身体向前移动，直接俯卧下来。

放松上背部和中背部，会刺激到沿着脊柱的膀胱经、手臂上的心包经。可调整胎位不正、提高心脏功能。

如果学员颈部有问题，做这个体式时一定要小心。柔韧性好的学生可以将下巴放在地板上，眼望上方会使得颈部感到紧张，要小心。如果学员膝盖感觉不适，可以在膝盖下方垫上毯子，脚趾也可以回钩，胸部下方可以垫上软垫，让身体放松。

变体

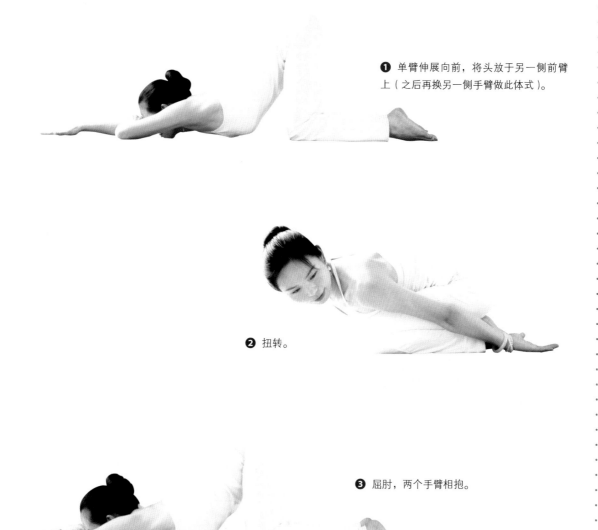

❶ 单臂伸展向前，将头放于另一侧前臂上（之后再换另一侧手臂做此体式）。

❷ 扭转。

❸ 屈肘，两个手臂相抱。

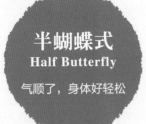

半蝴蝶式
Half Butterfly

气顺了，身体好轻松

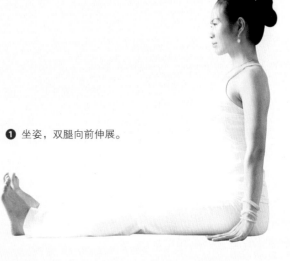

❶ 坐姿，双腿向前伸展。

❷ 先弯曲右腿，根据自己的情况，右脚放在一个舒适的位置。慢慢呼气，
上半身从下背部开始向双腿的中间的方向前曲。双手向前舒适地放置，双腿
也要自然放松。

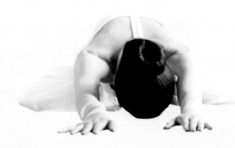

❸ 保持3～5分钟之后，缓慢地回正，然后做另半边。

功效:

使下背部得到放松，刺
激膀胱，可使腿部得到
伸展，刺激肝脏和肾脏，
并有助于消化。

小贴士:

①如果学员有坐骨神经痛的问题，应抬高臀部使膝盖低于臀部，或避免做这个体式。
如果学员膝盖有问题，应收紧大腿上侧，这会减少两腿的角度。如果弯曲的膝盖不适，
可在下方垫上支撑物或让脚离会阴远一些。如果后腿跟腱紧张，可在腿下方放毯子或
用抱枕支撑。如果上半身不能靠近地板，应在额头或者胸部垫一抱枕。
②怀孕的妇女也可以做，因为此体式的腿向两侧打开，给腹部提供了空间。

变体

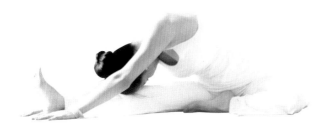

❶ 使上半身向伸直的腿方向折叠，使后腿跟腱得到更好伸展。

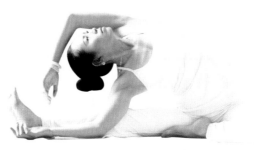

❷ 一侧手臂伸展使手够到脚趾或将肩部降低，此体式主要锻炼的位置是侧腰部。

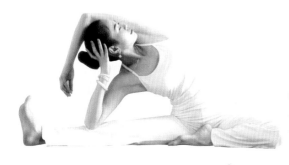

❸ 手肘放在大腿上，在另一侧增加脊柱的扭转(或为了更加放松，学员可以将手臂放在伸展腿的一侧)。另一条手臂放在背后，或伸过头顶，并且旋转胸部朝向天花板方向。

❹ 只有在膝盖无任何不适的情况下，才可以弯曲膝盖、脚踝到英雄式（即使腿折叠放于臀部下方）。

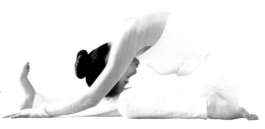

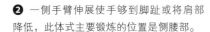

一些阴体式的反体式

因为阴瑜伽一个体式保持时间比较长，所以在做完一个体式之后用一个反体式来做调整是有必要的。阴瑜伽有一些正规的反体式，有些就是一些相反的放松动作，下面简单介绍一下。

蝴蝶式 / 半蝴蝶式 / 蜻蜓式的反体式

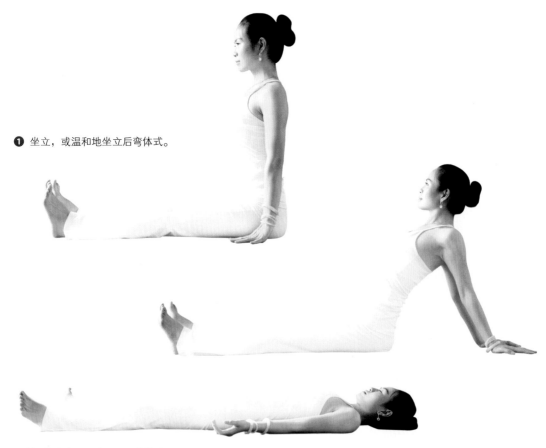

❶ 坐立，或温和地坐立后弯体式。

❷ 仰卧也是一个温和后弯体式。

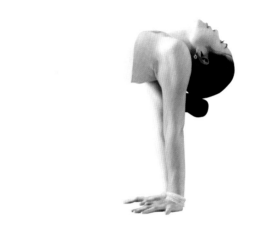

❸ 桌子式

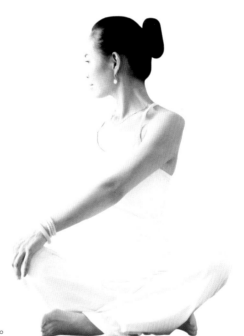

❹ 坐立扭转体式。

人面狮身式的反体式

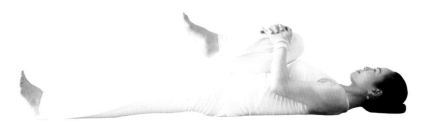

❶ 结束后，只是仰卧，这仍是一个温和的后弯体式。学员可以弯曲一侧膝盖抬向胸部缓解剩余的压力。

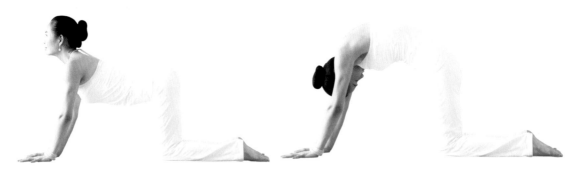

❷ 猫式呼吸：从面朝上的猫式到面朝下的猫式（猫式／牛式）但体式幅度小一些，伴随着呼吸。不要做深度的猫式。

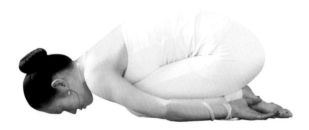

❸ 婴儿式：缓慢进入。一些人也许需要将头枕在手掌上休息。

鞋带式的反体式

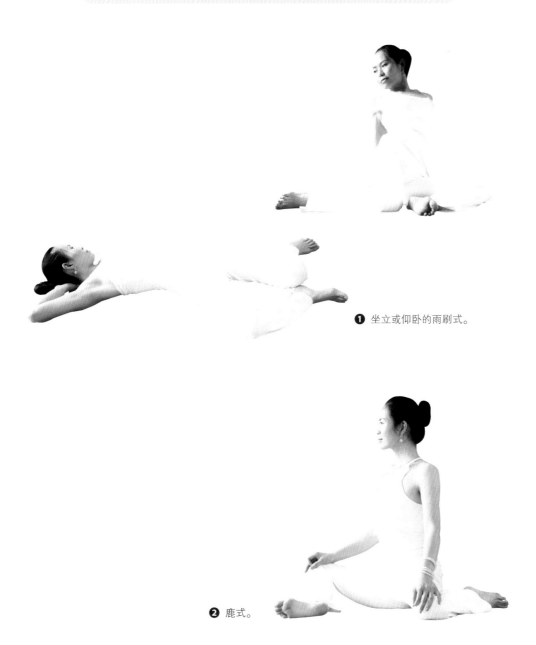

❶ 坐立或仰卧的雨刷式。

❷ 鹿式。

快乐婴儿式的反体式

后弯或俯卧，或者当俯卧时，微微地将上身抬起，做到平时的一半。

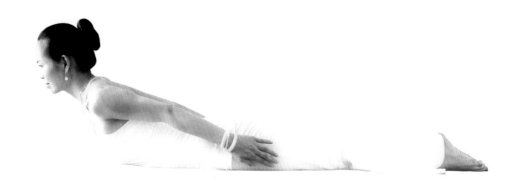

仰卧扭转式的反体式

抱膝左右摆动，有助于按摩背部。

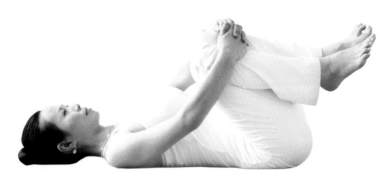

蛙式的反体式

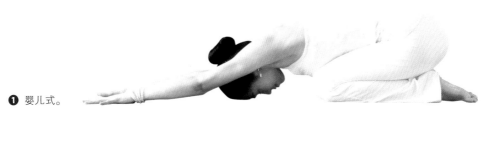

❶ 婴儿式。

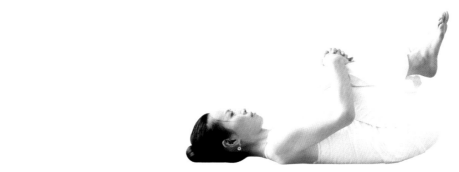

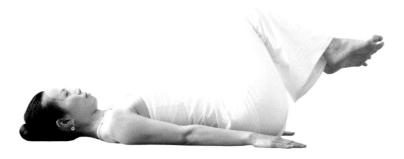

❷ 仰卧，膝盖贴近胸部，左右摇摆，或膝盖画圆放松。

睡天鹅式的反体式

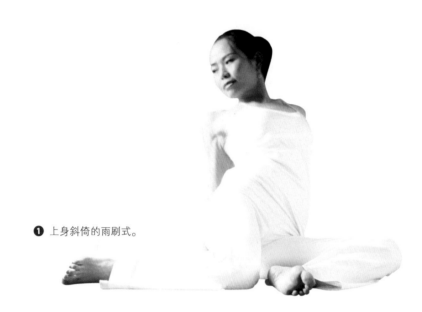

❶ 上身斜倚的雨刷式。

❷ 支撑桥式。

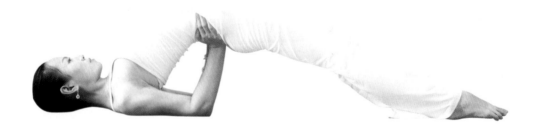

龙式的反体式

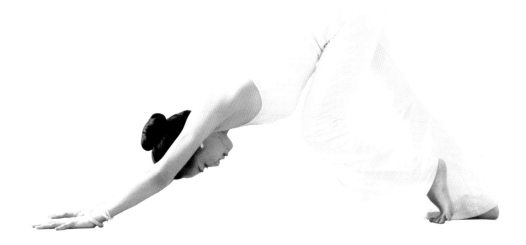

　　短暂的下犬式是很舒适的——屈膝慢慢踩踏，抬起一侧脚后跟并下压另一侧脚后跟，然后快速交换；在做另外一侧前，下犬式后面连接婴儿式感觉会很好。

天鹅式的反体式

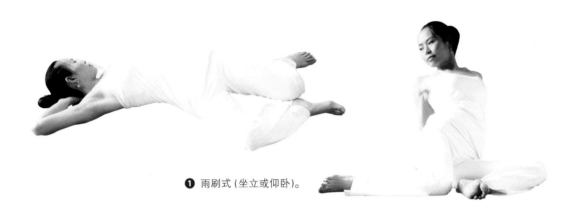

❶ 雨刷式 (坐立或仰卧)。

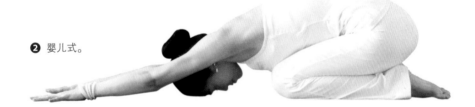

❷ 婴儿式。

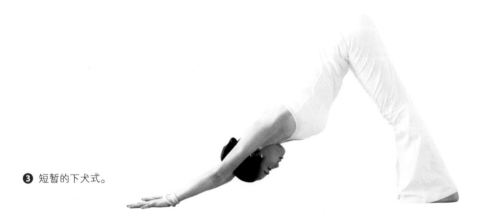

❸ 短暂的下犬式。

融心式的反体式

仰卧双手抱膝平躺，或回到婴儿式。

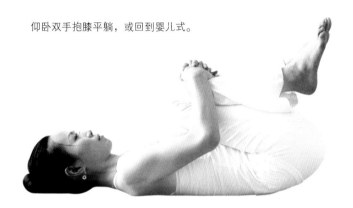

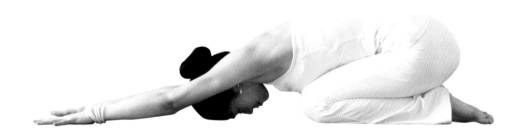

颈部僵硬、头痛、手臂好粗、小腹好大、体重一直降不下了……阴瑜伽让你重塑体态，改善各种酸痛。只用3分钟，变瘦、变美、变健康！

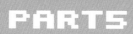

PART5

感受祛病美体的神奇魔力：
只需8招，让你极美享瘦一生

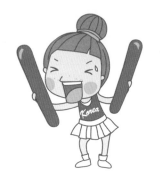

开始练习啦！！！

　　颈部僵硬、头痛、手臂好粗、小腹好大、体重一直降不下了……阴瑜伽让你重塑体态，改善各种酸痛。只用3分钟，变瘦、变美、变健康！

　　长期面对电脑的上班族以及伏案的不良姿势，容易造成体态变形和亚健康的问题，身体总是出现不明原因的疼痛，小腹突出、大腿粗壮……阴瑜伽可以释放压力，维持平衡，使你在愉快的心情中，用最简单的方式，解开无意识的束缚，唤起生命本来的活力，让身体获得健康。

90 分钟的阴瑜伽塑形计划

1. 开始的冥想

2. 双膝分开的婴儿式一分钟

3. 蛙式——蝌蚪二分钟 / 全蛙二分钟

4. 双膝并拢的婴儿式一分钟

5. 右膝在上的鞋带式五分钟

6. 右腿在后的天鹅式一分钟

7. 右腿在后的睡天鹅式四分钟

8. 右腿在上的四方形式五分钟

9. 雨刷式或者桌子式一分钟

10. 右膝在上的鞋带式五分钟

11. 左腿在后的天鹅式一分钟

12. 左腿在后的睡天鹅式四分钟

13. 左腿在上的四方形式五分钟

14. 雨刷式或者桌子式一分钟

15. 人面狮身式五分钟

16. 婴儿式一分钟

17. 鞍式五分钟

18. 婴儿式一分钟

19. 右腿在前的龙系列：幼龙一分钟 /

飞龙一分钟 / 潜龙一分钟 /

翼龙一分钟 / 下犬式一分钟

20. 左腿在前的龙系列：幼龙一分钟 /

飞龙一分钟 / 潜龙一分钟 /

翼龙一分钟 / 下犬式一分钟

21. 仰卧扭转式向右三分钟

22. 仰卧扭转式向左三分钟

23. 摊尸式

24. 结束的冥想

四方形式
Square
体态正了身材超棒

❶ 左膝弯曲，让左小腿与垫子前端平行。

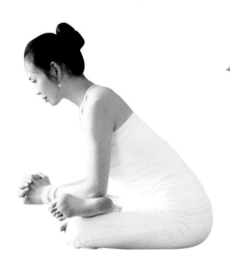

❷ 再弯曲右膝，把右小腿放在左小腿上。如果可能的话，让右脚踝与左膝盖互相重叠，让右膝盖与左脚踝互相重叠。可以直立保持，也可以前屈增加难度。

功效:

①打开髋部，当前屈时可以减轻下背部的压力。

②刺激肝经和肾经，如果前屈会刺激膀胱经。有助于加强血液循环，提高新陈代谢，排毒养颜。

瑜伽砖的辅助练习：

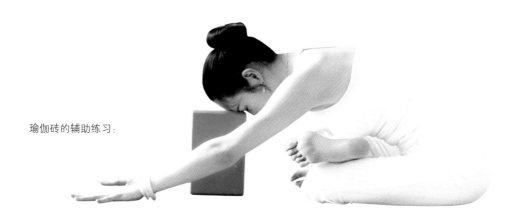

❸ 保持3～5分钟，换另外一侧。

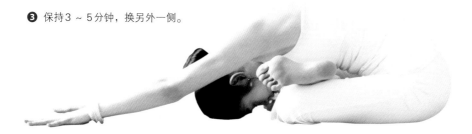

小贴士：

⑴ 折叠前屈时可以使下背部得到拉伸。如果下背部太紧无法坐直，可在下方垫上垫子。

⑵ 身体柔软的学员可以尝试将膝盖靠得更近些，让双脚离得更远些。

⑶ 身体僵硬，或膝盖翘得过高感觉不适的学员，可以在膝盖下方垫上毯子。

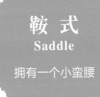

鞍 式
Saddle

拥有一个小蛮腰

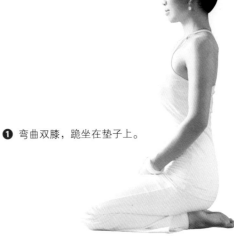

❶ 弯曲双膝，跪坐在垫子上。

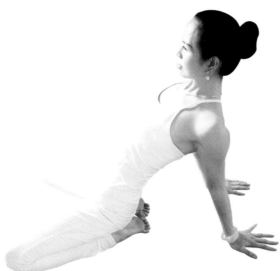

❷ 把双脚分开，臀部坐在双脚中间。如果坐在双脚中间困难的话，可在臀部下面垫上垫子。

功效：

① 强烈打开骶腰部，伸展了臀部屈肌和四头肌。如果一只脚，或双脚在臀部下方，变成一个很好的髋部内旋的体式，有助于减少腹部的赘肉。头顶落地可以伸展颈部。有助于减少颈纹。

② 刺激胃经、脾经、膀胱经和肾经。有助于加强消化系统功能。

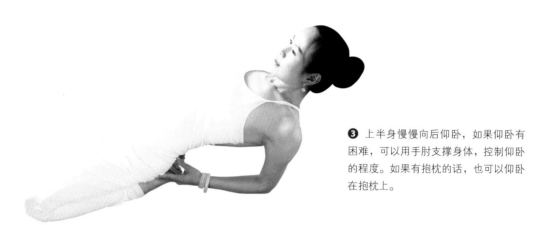

❸ 上半身慢慢向后仰卧，如果仰卧有困难，可以用手肘支撑身体，控制仰卧的程度。如果有抱枕的话，也可以仰卧在抱枕上。

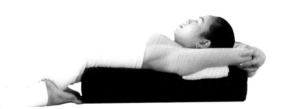

❹ 仰卧过程中，若双膝并拢困难的话，也可以把双膝分开。保持3～5分钟，慢慢坐起，来到婴儿式放松。

小贴士：

① 如果身体感觉不适，可以在身体的不同部位垫上抱枕。可以让两个抱枕交叠放在肩部下方，或只放一个，或沿着脊柱垫上长枕。在脚踝下垫上毯子或毛巾卷。在脚和臀部中间垫瑜伽砖把臀部垫得更高些。

② 如果大腿紧张，可以屈一侧腿，脚落地。身体很柔软的学员可以抱膝贴近胸部。

变体

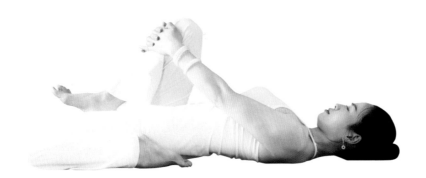

可以使一条腿伸直，这也叫作"半鞍式"。也可以弯曲伸直的腿把脚踩在地板上。

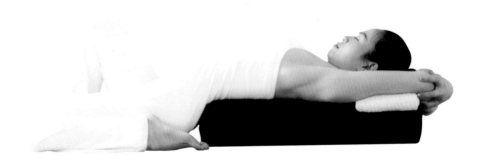

半鞍式借助抱枕的辅助练习

翼龙式
Dargon Wing

永别了，我的三层肚

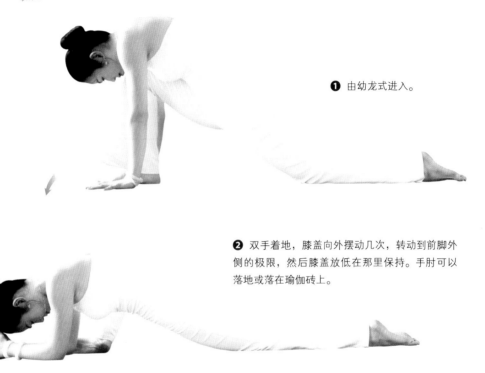

❶ 由幼龙式进入。

❷ 双手着地，膝盖向外摆动几次，转动到前脚外侧的极限，然后膝盖放低在那里保持。手肘可以落地或落在瑜伽砖上。

功效

深度打开髋部，也使后腿髋部的屈肌和四头肌得到拉伸。有助于减轻坐骨神经痛的症状，对胃、脾脏、肝脏、胆囊和肾脏有益。

小贴士

膝盖骨或脚踝会感觉不舒适。如果学员身体僵硬，让前腿和后腿成90度角，重量更多放于膝盖骨上。后腿膝盖下垫上毯子，或在小腿胫骨下方垫上长枕，也可以让膝盖离开地面。每次呼气前，膝盖应向外轻轻推开，程度较好的学员还可把身体的重心往地面下沉。

90 分钟的速减各种酸痛计划

1. 开始的冥想

2. 悬挂式三分钟

3. 蹲式三分钟

4. 悬挂式二分钟

5. 蹲式二分钟

6. 右蜻蜓式五分钟

7. 雨刷式一分钟

8. 左蜻蜓式五分钟

9. 雨刷式一分钟

10. 蜻蜓式五分钟

11. 鹿式一分钟

12. 毛毛虫式五分钟

13. 桌子式一分钟

14. 人面狮身式五分钟

15. 婴儿式一分钟

16. 海豹式五分钟

17. 婴儿式一分钟

18. 仰卧双膝靠近胸部一分钟

19. 猫拉尾式左右各一分钟

20. 折叠式二分钟（头抬起）

21. 快乐婴儿式二分钟

22. 折叠式一分钟

23. 蜗牛式三到五分钟

24. 鱼式一分钟

25. 仰卧雨刷式一分钟

26. 仰卧扭转式右侧

27. 仰卧扭转式左侧

28. 摊尸式

29. 结束的冥想

悬挂式
Dangling
和颈椎病说拜拜

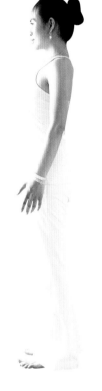

❶ 站姿，两脚分开与髋部同宽。

❷ 从上背部开始前屈，上半身下沉。手肘可以自然垂落，也可以相抱。注意身体重心放在前脚掌上。

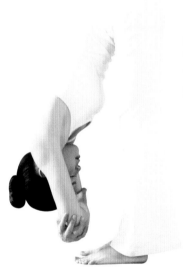

❸ 最多保持三分钟，然后缓慢蹲下来，进入蹲式。保持与悬挂式相同的时间后，可以起身再坐一遍，然后再进入蹲式。最后坐下休息。

功效：

温和地伸展下背部，使腿部韧带和肌肉得到拉伸，放松心情并恢复脊柱神经。有助于加强胃部和内脏的功能，加强消化系统功能。由于腿后侧和脊柱得到拉伸，膀胱经受到强烈刺激。有助于加强泌尿系统的功能。

小贴士：

① 如果学员有高血压，应避免做这个体式。如果学员有低血压，结束体式时拱背应慢慢还原到站立，或进入蹲式，以避免感到眩晕。如果学员背部柔韧性不够，一定要弯曲双腿！也可以将手肘撑在大腿上。

② 有时这个体式可以分成两节来做，每次2分钟，中间插入2分钟的蹲式。

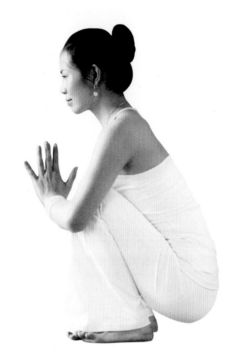

蹲 式
Squat

腰不酸背不痛了

❶ 蹲下，双脚的距离大约与髋部同宽，但不要超过髋部的宽度。双膝在双手肘之内，合掌。骨盆区域放松，下背部放松。

❷ 每次2～3分钟。可以在练习中重复几次。

功效

①打开髋部，强健脚踝，减小下背部的压力。由于女性月经导致严重下背部疼痛的女性，将会得到缓解。

②会刺激到经过腿内侧的肝经和肾经、经过后侧的膀胱经。有助于加强泌尿系统的功能。

小贴士

①可以用折叠的毯子或抱枕垫在脚后跟下面，也可以把双脚距离拉大，有助于身体放松。

②膝盖与脚趾应保持方向一致。

鹿 式
Deer

打造完美腿部曲线

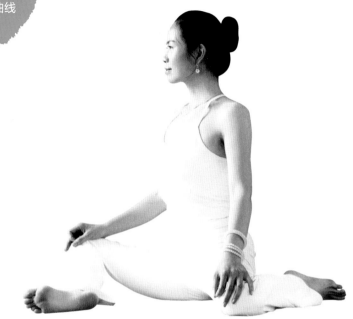

❶ 坐姿，先弯曲左膝向左侧，把左小腿放在左大腿外侧。再弯曲右膝，让右小腿在身体前侧。可以根据自己身体的情况去调整双腿与躯干的距离。双腿与躯干越近越容易，双腿与躯干越远越难。

❷ 保持1分钟后，换另外一侧。

功效：

① 使胯部得到锻炼。改善消化功能并减少胀气。帮助减轻更年期症状。

② 会刺激到胆经、肝经和肾经。有助于高血压和哮喘病的治疗。怀孕期间这个体式可以减少腿部肿胀（直到第六个月结束）。

小贴士：

髋部向内旋转会让身体趋向另一侧，为了让体侧和后腿更好伸展，可以向另一侧扭转躯干，尽量接触后方脚趾，或手肘撑地并将头部趋向地面。

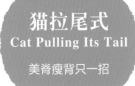

猫拉尾式
Cat Pulling Its Tail

美脊瘦背只一招

❶ 先左侧卧，左手肘支撑地面，上面的右腿向前伸展，加大两个大腿之间的夹角。

❷ 屈左膝，右手握住左脚的脚踝。感觉适当地后弯。

❸ 保持1～2钟,然后上半身可慢慢地向右侧倒下，做成后弯加扭转的动作。

❹ 保持3～5分钟，换另外一侧。

功效：

① 强烈前屈体式的反体式（例如蜗牛式）。

② 刺激到胃经、脾经（如果大腿前侧受到拉伸）和膀胱经、肾经（当背部前拱和扭转时）减小下背部的压力。伸展四头肌和大腿前侧。有助于加强消化系统、泌尿系统的功能。

小贴士：

若右肩落不到地板上，可以用毯子垫在右肩下。如果可以，再把脚拉伸远离臀部。

蜗牛式
Snail

挺直做人，自然增高
三公分

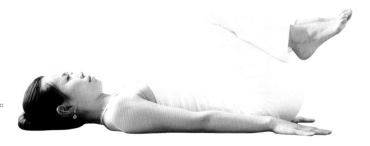

❶ 仰卧，双膝弯曲，膝盖靠近腹部。

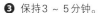

❷ 呼气，抬起臀部，屈肘，把手放在臀部上。用手支撑着躯干，让脚放在地板上，使背部成弓形。与阳瑜珈的体式不同，我们可以让背部完全弯曲。不用用力让背部平直，让臀部抬高。

❸ 保持3～5分钟。

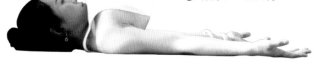

功效：

最大程度放松整条脊柱。挤压内部脏器，使之得到加强。有助于减轻脊椎病的疼痛。

小贴士：

当还原时，用手撑住背部缓慢打开，也可以让下巴贴紧锁骨，在滚动下来时抬高头部，然后用手扶住头部，缓慢放低到地板上。

变体

❶

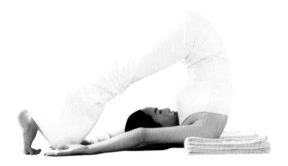

借助毛毯的辅助练习:

❷

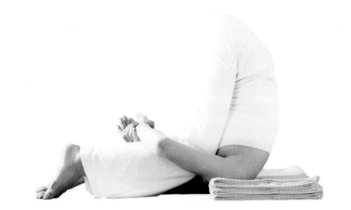

阴瑜伽体式中出现的中间体式

在阴瑜伽的练习中，许多的体式的进入常常需要一个过度的体式。对于在阴瑜伽的练习中出现的比较多的中间体式，下面简单介绍一下。

坐姿折叠式

坐姿，屈双膝，使双膝靠胸，双手抱住小腿，充分放松脊椎。

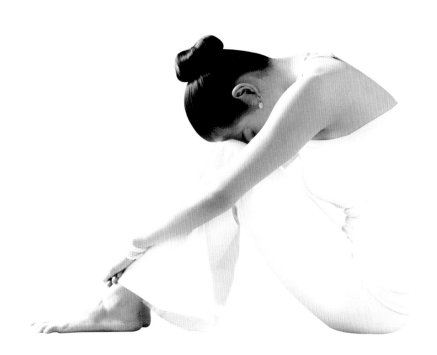

仰卧折叠式

卧屈膝，双膝靠近胸部，放松下背部。可以前后或者左右轻轻地滚动。

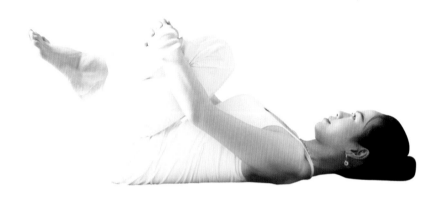

桌子式

双脚分开和髋部同宽。双肩打开，手臂向后伸展，指尖朝前，掌根落地。吸气时，骨盆抬起，让躯干、骨盆和大腿与地板平行。

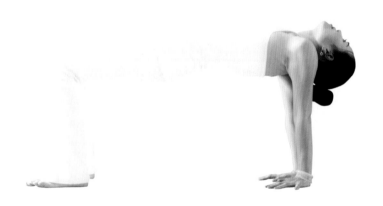

雨刷式

脚掌踏地，双膝自然分开，一起落向右边地面，然后再落向左边。重复几次，就跟雨刷工作时候一样。

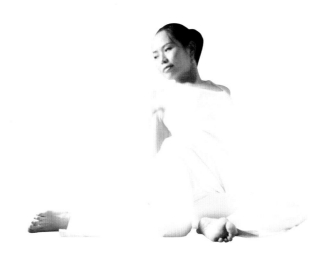

婴儿式

跪姿，上半身前屈，臀部坐在脚后跟上，放松全身。

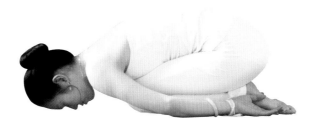

阳体式与
阴体式对照表

阳瑜伽体式：低位冲刺式——阴瑜伽体式：龙式（9种）

阳瑜伽体式：站立体前屈式——阴瑜伽体式：悬挂式

阳瑜伽体式：简易坐式——阴瑜伽体式：四方形式

阳瑜伽体式：牛面式——阴瑜伽体式：鞋带式（5种）

阳瑜伽体式：背部前曲伸展坐式（4种）——阴瑜伽体式：毛毛虫式

阳瑜伽体式：束角式（3种）——阴瑜伽体式：蝴蝶式/半蝴蝶式

阳瑜伽体式：坐角式——阴瑜伽体式：蜻蜓式

阳瑜伽体式：巴拉瓦伽式（2种）——阴瑜伽体式：鹿式

阳瑜伽体式：雷电坐式——阴瑜伽体式：脚踝伸展式/脚趾蹲坐式

阳瑜伽体式：英雄坐式——阴瑜伽体式：鞍式

阳瑜伽体式：单腿鸽王式变体——阴瑜伽体式：天鹅式/睡天鹅式

阳瑜伽体式：全猫伸展式——阴瑜伽体式：全猫伸展式

阳瑜伽体式：婴儿式——阴瑜伽体式：婴儿式

阳瑜伽体式：骆驼式——阴瑜伽体式：骆驼式

阳瑜伽体式：人面狮身式——阴瑜伽体式：人面狮身式

阳瑜伽体式：挺尸式——阴瑜伽体式：摊尸式（2种）

阳瑜伽体式：犁式——阴瑜伽体式：蜗牛式

阳瑜伽体式：毗湿努式——阴瑜伽体式：猫拉尾式

阳瑜伽体式：卧扭转放松式系列——阴瑜伽体式：卧扭转放松式系列

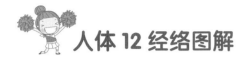 人体 12 经络图解

膀胱经

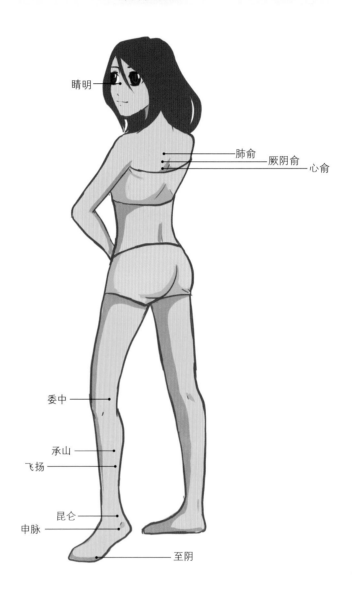

晴明

肺俞
厥阴俞
心俞

委中

承山

飞扬

昆仑

申脉

至阴

膀胱经主要分布在腰背第一、二侧线及下肢外侧后缘。

膀胱经各穴位主治疾病

睛明：使眼睛明亮，消除眼疲劳。

心俞：在背部第五胸椎棘突下，旁开1.5寸处，常按此穴可养血宁心，理气止痛，通络宽胸。

肺俞：在背部第三胸椎棘突下，旁开1.5寸处。常按此穴可养阴清热，调理肺气。

厥阴俞：在背部第四胸椎棘突下，旁开1.5寸。长按此穴可疏通心脉，宽胸理气。

委中：在膝盖弯曲的中间位置。左手用大拇指点按，右手拽住脚脖子，往上弯，这样穴位才敏感。"腰背委中求"，对于治疗腰背酸痛、腰肌劳损有很好的效果。此穴还是排毒的出口，可用刺血疗法排除毒素。

承山：在腿肚边沿的位置。有助于治疗腰腿痛、痔疮等疾病。

飞扬：在承山穴往外旁开三指再往下两指的地方。有助于治疗慢性腰痛。

昆仑：在外踝后侧有个凹陷处，这个地方就是昆仑穴。经常拨动此穴可以降低血压、增强大肠的蠕动，有助于治疗便秘，对治疗腰痛也有很好的效果。

申脉：在外踝边沿处。有助于治疗胯骨两侧的腰痛，效果显著。

至阴：在小脚趾外侧指甲旁，此穴用艾灸可转胎。

胆　经

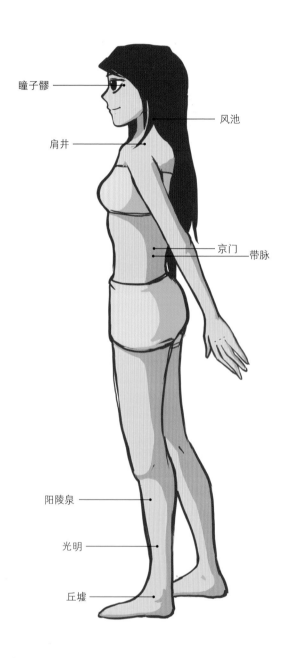

瞳子髎

风池

肩井

京门　带脉

阳陵泉

光明

丘墟

胆经主要分布在下肢的外侧中间。

胆经各穴位主治疾病

瞳子髎：在眼角下边，常按揉此穴对青光眼、眼压过高、眼睛胀痛等有治疗作用。

风池：在发际边凹陷处。对眼睛酸涩、头部眩晕有治疗作用。按此穴位的方法是把眼睛闭上，用食指、中指、无名指一起按揉，按的方向是朝向鼻子的位置。

肩井：主治痛症。对头痛、眼痛、肩膀痛、乳腺痛、牙痛等上半身的各种疼痛均有缓解作用。

京门：在肋骨边沿，肋骨和肉交界的地方，用手点一点就会有一个特别痛的点，这个点就是京门穴，是肾经的发源地。刺激京门穴可起到调节肾气的功效。对肾虚、腰痛有缓解作用。

带脉：手贴脸部时，肘尖下3寸的地方。有助于治疗妇女肥胖、预防乳腺增生等妇科疾病。

阳陵泉：膝盖外下方有个骨头，此穴位在贴着骨头边沿的地方。光揉此穴位，效果不好，一定要拨动它。对中风、脑血管后遗症等疾病有治疗作用。能预防强直性脊柱炎、腰椎间盘突出、小儿多动症等疾病。

光明：在外踝上5寸的地方。有助于防治眼疾，此穴经常按摩可使眼睛明亮。

丘墟：在贴着外踝的地方。有助于治疗和预防腿抽筋、经常崴脚的症状。对治疗肢体和脏腑的各种炎症有很好的效果（如眼睛发炎、中耳炎）。

胃 经

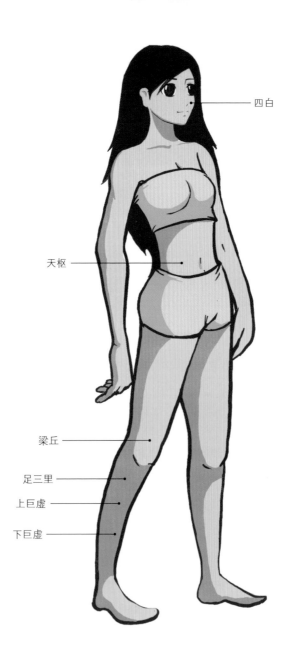

四白

天枢

梁丘

足三里

上巨虚

下巨虚

胃经主要分布在头面、胸腹第二侧线及下肢外侧前缘。

胃经各穴位主治疾病

四白：可治疗眼袋、黑眼圈。是给眼睛供血的穴位。

天枢：在肚脐眼旁边2寸的地方。此穴位有利于治疗大肠功能不好，可双向调节慢性结肠炎、便秘、腹泻。

梁丘：在膝盖上2寸的地方。可治疗急性胃痛，是胃经的郗穴，可治妇科急性乳腺炎。

足三里：在膝眼下3寸旁开一横指的地方。是强壮穴及长寿穴。可治疗慢性胃痛，增强人体免疫力，补虚。也是消气穴，当吃得不舒服，有胀气时，要揉足三里。还专治慢性胃痛。

上巨墟：在足三里往下3指的地方。可治疗大肠疾病。

下巨墟：在上巨墟下3指的地方。可治疗小肠疾病、小腹痛。（当肚子痛的位置不在胃脘，在靠近肚脐眼位置时，就揉下巨墟。）

脾　经

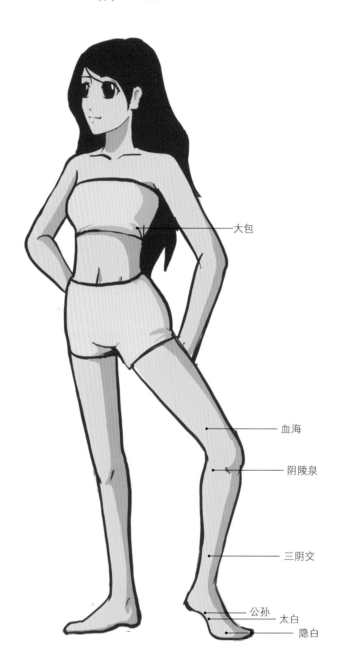

大包

血海

阴陵泉

三阴交

公孙　太白

隐白

脾经起于足大趾内侧端（隐白穴），上行沿大腿内侧前缘进入腹部，向上穿过膈肌，沿食道两旁，连舌本，散舌下。分支从胃别出，上行通过膈肌，注入心中，交于手少阴心经。

脾经各穴位主治疾病

隐白： 在足大趾末节内侧。具有健脾和胃，益气摄血，宁神定志的作用。主治月经过多、崩漏、便血、尿血、腹胀、癫狂、梦魇、惊风等。

太白： 在足内侧缘。主治胃痛、腹胀、呕吐、呃逆、肠鸣、泄泻、痢疾、便秘、脚气、痔漏等。

公孙： 在足内侧缘。有健脾和胃，理气化湿的作用。

三阴交： 在小腿内侧，足内踝尖上3寸处。有健脾和胃，调补肝肾，行气活血，疏经通络的作用。

阴陵泉： 在小腿内侧，胫骨内侧后下方凹陷处。健脾利湿，有调补肝肾，通利三焦的作用。

血海： 在大腿内侧，髌底内侧端上2寸，股四头肌内侧头的隆起处。有理血调经，祛风除湿作用。

大包： 在侧胸部，腋中线上，第六肋间隙处。有宽胸理气，疏经通络，束骨强筋的作用。

肾 经

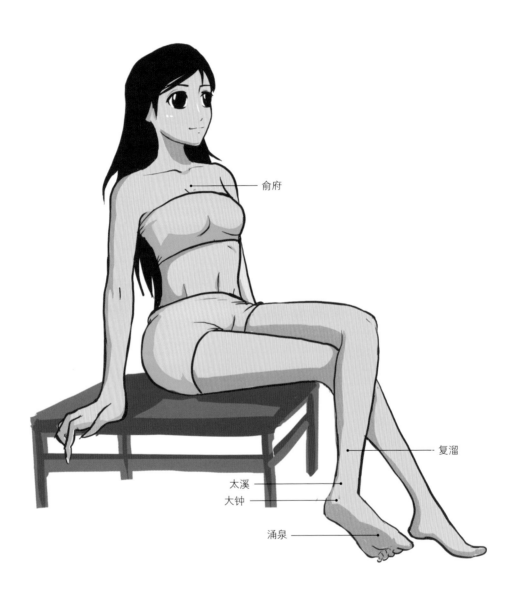

俞府

复溜

太溪

大钟

涌泉

肾经本经起于足小趾下，斜行于足心涌泉穴，穿过脊柱，直行主干从肾分出，上行，穿过肝和膈肌，进入肺，沿喉咙，到舌根两旁。其分支从肺中分出，络心，注于胸中，经气于此处与手厥阴心包经相接。

肾经各穴位主治疾病

涌泉：通关开窍，祛湿化痰。主治眩晕、晕厥、小儿惊风、小儿流涎。

太溪：在足内侧，内踝后方，内踝尖与跟腱之间的凹陷处。主治头痛目眩、咽喉肿痛、齿痛、耳聋、耳鸣、咳嗽、气喘、胸痛咳血、消渴、月经不调、失眠、健忘、遗精、阳痿、小便频数、腰脊痛、下肢厥冷、内踝肿痛等。

大钟：在足内侧，内踝下方。主治咳血、气喘、腰脊强痛、痴呆、嗜卧、足跟痛、二便不利、月经不调等。

复溜：在小腿内侧，太溪直上2寸，跟腱的前方。主治泄泻、肠鸣、水肿、腹胀、腿肿、盗汗、身热无汗、腰脊强痛等。

俞府：在胸部，锁骨下缘，前正中线旁开2寸的地方。主治咳嗽、气喘、胸痛、呕吐、厌食等。

肝 经

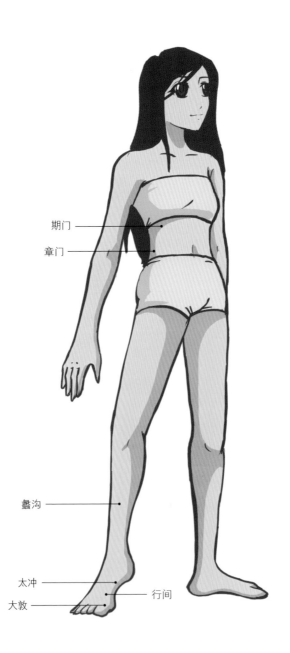

期门

章门

蠡沟

太冲

大敦

行间

肝经起于足大趾爪甲后丛毛处（大敦穴），沿足背内侧向上，至膝内侧（曲泉穴）沿大腿内侧中线，进入阴毛中，环绕过生殖器，至小腹，夹胃两旁，属于肝脏，联络胆腑，向上通过横膈，分布于胁肋部，沿喉咙之后，向上进入鼻咽部，连接目系（眼球连系于脑的部位），向上经前额到达巅顶与督脉交会。

肝经各穴位主治疾病

大敦：在足趾末节外侧。有疏调肝肾，熄风宁神的作用。

行间：在足背，第一、二趾间。有调理肝肾，清热熄风的作用。

太冲：在足背第一、二蹠骨结合部前方凹陷处。有疏肝利胆，熄风宁神，通经活络的作用。

蠡沟：在小腿内侧，足内踝尖上5寸，胫骨内侧面中央。可疏泄肝胆，调经利湿。主治外阴瘙痒、阳强、月经不调、带下。

章门：在侧腹部，第十一肋游离端的下方。有疏肝健脾，化积消滞的作用。

期门：在胸部，乳头直下，第六肋间隙，前正中线旁开4寸的地方，有疏肝理气，健脾和胃的作用。

肺 经

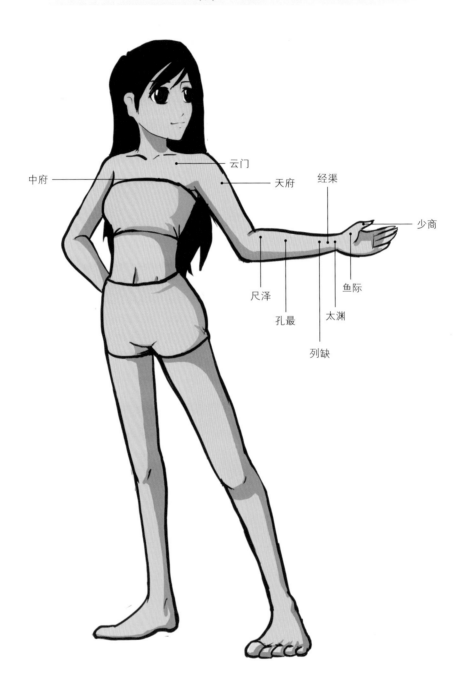

中府

云门

天府

经渠

少商

尺泽

孔最

列缺

太渊

鱼际

肺经本经起于中焦,向下络大肠,沿着胃上口穿过膈肌,出腋下,沿上肢内侧前缘下行,过肘窝入寸口上鱼际,直出拇指桡侧端少商穴。

肺经各穴位主治疾病

云门: 胸前外上方,锁骨下窝凹陷处,前正中线旁开6寸。主治咳嗽,气喘,胸痛,肩背痛,胸中烦热。

中府: 在胸部的外上方,云门下1寸处。是诊断和治疗肺病的重要穴位之一,肺结核和支气管哮喘病人,此处常有异常反应。可治疗支气管炎、肺炎、哮喘、肺结核、支气管扩张、肺结核、肩关节周围软组织损伤如肩周炎等。

天府: 在臂内侧面。可治疗气喘、上臂内侧痛等。

尺泽: 别名鬼受、鬼堂。位于肘横纹中,肱二头肌腱桡侧凹陷处。主治喉咙疼痛、感冒、肘部疼痛、手臂疼痛、心悸等。

孔最: 在腕横纹上7寸的地方。常揉此穴可清热止血,润肺理气。可治肺结核、咽喉炎、扁桃体炎、支气管炎、哮喘等症。

列缺: 在腕横纹上1.5寸处。此穴位有止咳平喘,通经活络,利水通淋的作用。

经渠: 在腕横纹上1寸处。有宣肺利咽,降逆平喘的作用。

太渊: 在腕掌侧桡动脉搏动处。该穴用指压,对于腕部疾病有疗效。可治咳嗽、气喘、咳血、胸痛、咽喉肿痛、腕臂痛等。

鱼际: 在手外侧第一掌骨桡侧中点赤白肉际处。能气化肺经水湿、散发脾土之热。可治咳嗽、哮喘、咳血、咽喉肿痛、发热等。

少商: 在手部大拇指指甲外侧。有解表清热,通利咽喉,苏厥开窍的作用。可治扁桃体炎、腮腺炎、感冒发烧、支气管炎、肺炎、休克、失眠、手指挛痛等。

心　经

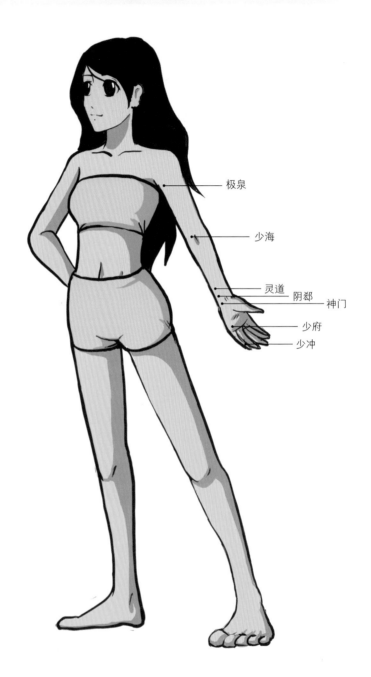

极泉

少海

灵道 阴郄

神门

少府

少冲

心经起于心中,出属心系,联络小肠;从心系上肺,斜出腋下,沿上臂内侧后缘,过肘中,经掌后锐骨端,进入掌中,沿小指桡侧至末端。

心经各穴位主治疾病

极泉: 在腋窝终点。长按此穴可预防心血管早期的疾病,可调心律,治疗两肋疼。此穴还可以探查是否有心血管疾病,用大拇指点按极泉穴然后拨动一下小筋,有电麻感(血管通畅),痛而不麻(血管有淤阻),不痛不麻(供血不足)。

少海: 在肘横纹边缘处,是心经的合穴。常按此穴可调节心脏、交通心肾、减缓心律、降低血压。

灵道: 在腕横纹上1.5寸的地方。常按此穴可减缓心律,平静心神。对慢性心脏病的人非常有益。

阴郄: 在腕横纹上0.5寸的地方。主治手脚心发热、出汗,睡不踏实、起夜,其实尿也不多(小便频数)。穴位在骨缝当中,点按要往里掐。

神门: 在掌横纹上凹陷处。穴位较深。是安定心神的门户,常按此穴可增强睡眠。

少府: 在感情线上攥拳小指尖对的地方。少府是心经的火穴,因此湿热症、火症可通过少府调节。是可直接调节心脏的要穴,主治先天性心脏疾病。

少冲: 在小指内侧指甲旁。可治疗(急症、热症)发烧、癫狂、昏厥症,有开窍醒神的功效。

心包经

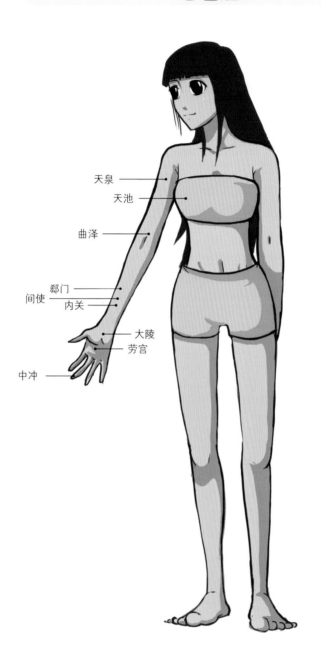

天泉

天池

曲泽

郄门
间使
内关

大陵
劳宫

中冲

手厥阴心包经起于胸中，出属心包，过膈肌，依次络于上、中、下三焦。

心包经各穴位主治疾病

天池：位于人体胸部，第四肋间隙，乳头外1寸，前正中线旁开5寸。可缓解治疗咳嗽、气喘、胸闷、胁肋胀痛、乳痈等。经常按摩天池穴可以散热降浊。

天泉：在腋下横纹两寸的地方。可治疗胸痛、心悸等症。

曲泽：在肘横纹中点。可调节心血的供应，治疗很多心血管方面的疾病。

郄门：从腕横纹到肘横纹是12寸，郄门穴在离腕横纹5寸的地方。此穴是急救穴，可治疗突发性的心绞痛。按这个穴一定要用大拇指按住，然后手腕转动，才能揉到。

间使：别名鬼营，位于前臂掌侧。主治心痛，心悸，胃痛，呕吐，热病，烦躁，疟疾，癫狂等症。

内关：可调节心率，治疗因心理压力大引起的失眠等症状。

大陵：在腕横纹的中间。可治因压力过大引起的头痛，预防由于心血管淤阻产生的口臭等。

劳宫：位于手掌心，握拳屈指的中指指尖处（一说是在无名指指尖处）。是一个大补穴。常揉这个穴可提神醒脑，使心情放松。

中冲：位于中指末节尖端中央。可用指甲掐或用指节硌。是泄心火的要穴，可治口疮。

大肠经

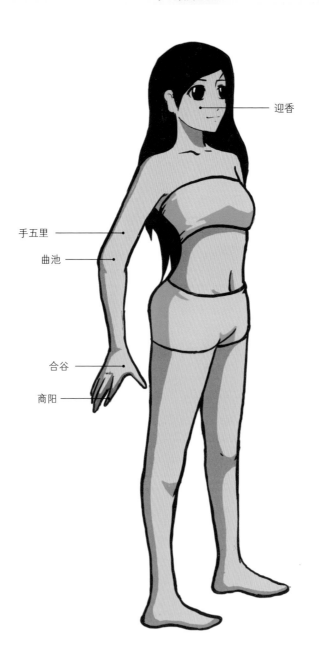

迎香

手五里

曲池

合谷

商阳

大肠经由手走头，起于商阳穴，止于迎香穴。

大肠经各穴位主治疾病

商阳： 在食指末节桡侧，距指甲角0.1寸（指寸）的地方。主治咽喉肿痛、牙痛、热病昏迷、食指端麻木、耳聋等症。

合谷： 在手背，第一、二掌骨间，主治头面一切疾患。如外感头疼、身疼、头晕、目赤肿痛、下牙痛、牙关紧闭、耳聋、面肿、面瘫、面肌抽搐、咽肿失音等。恶寒、发热、热病无汗、汗出不止。痛经、经闭、滞产、胃痛、腹痛、便泌、痢疾及精神紧张等症。

曲池： 在肘横纹外侧端。主治一切热病、发烧、咽痛、疟疾等症。

手五里： 在臂外侧，曲池上3寸处。主治肘臂挛痛、瘰疬等症。

迎香： 在面部鼻唇沟内的上段。主治鼻塞、口眼歪斜、面痒、面浮肿、鼻息肉等症。

小肠经

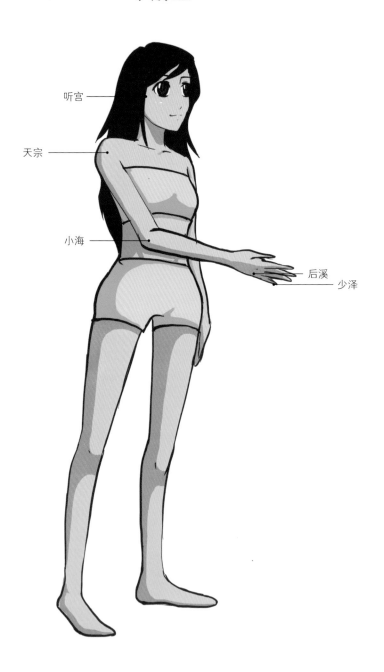

听宫

天宗

小海

后溪　少泽

小肠经的循行路线起于小指的外侧，沿着手背，一直向上走，走过了肘部到了肩关节的后面，绕过了肩胛骨交于肩上，前行经过缺盆，经过体腔联系到了心，沿着食道穿过了膈肌到达了胃，再往下行就联系了小肠。小肠经有很多分支，有一个从缺盆出来后就沿着颈部上行到了面颊（凡是阳经都到达头部，所以头部是六条阳经的总汇之处），又退行进入了耳中。另有一个分支沿着眼睛的睛明穴，交于膀胱经。

小肠经各穴位主治疾病

少泽：在手小指末节尺侧，距指甲角0.1寸（指寸）的地方。有清心开窍，泄热利咽，活络通乳的作用。主治手指麻木、发热、头痛、耳鸣、小便短赤等。

后溪：在手掌尺侧，微握拳，当小指本节（第五掌指关节）后的远侧掌横纹头赤白肉际。作用有疏风清热，通经活络。主治头项强痛、疟疾、腰骶痛、耳聋、目赤、盗汗等症。

小海：在肘内侧，尺骨鹰嘴与肱骨内上髁之间凹陷的地方。有疏经通络，行气活血，散风清热作用。主治肘臂疼痛、癫痫等。

天宗：在肩胛部，冈下窝中央凹陷的地方，与第四胸椎相平。有舒筋活络，行气宽胸作用。主治肩胛疼痛、气喘、乳痈等。

听宫：在面部，耳屏前，下颌骨髁状突的后方，张口时呈凹陷的地方。有聪耳开窍，清心宁神作用。主治耳鸣、耳聋、聤耳、牙痛、牙关不利等。

三焦经

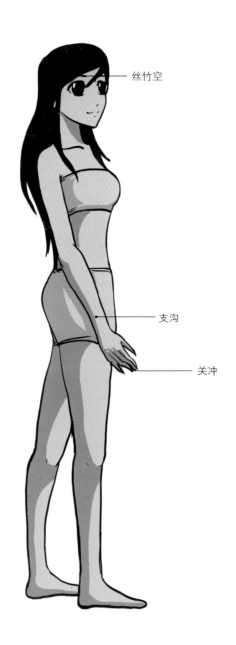

丝竹空

支沟

关冲

三焦经起于关冲穴，向上沿无名指至手腕背面，上行尺骨、桡骨之间，通过肘尖，沿上臂外侧向上至肩部，向前行入缺盆，布于膻中，散络心包，穿过膈肌，属上、中、下三焦。

三焦经各穴位主治疾病

关冲： 在无名指末节。主治头痛、目赤、耳聋、耳鸣、喉痹、舌强、热病、心烦等。

支沟： 在前臂背侧，阳池与肘尖的连线上，腕背横纹上3寸，尺骨与桡骨之间。主治耳聋、耳鸣、肩背酸痛、胁肋痛、呕吐、便秘、热病等。

丝竹空： 在面部，眉梢凹陷的地方。主治头痛、目眩、目赤痛、眼睑跳动、齿痛、癫痫等。

阴瑜伽箴言

1.阴瑜伽让我们聆听自己的身体，觉知身体、气、呼吸和情绪。让情绪的能量通过自己的身体，创造自我觉知的能力，带来在生活中处理障碍的智慧，学习放下，产生洞见。

2.在阴瑜伽的练习中，保持正念（觉知）非常重要，当你期待自己做你昨天做到的动作，你就没有真正聆听身体；如果你不再有新的发展空间，你就只是在机械地移动。

3.阴瑜伽，在痛与通的边缘静静地保持。当疼痛到达顶峰时，能在疼痛中和它融合在一起，改变它的性质，改变自己对痛的看法和态度。

4.阴瑜伽，让肉体回归本心。

5.阴瑜伽，以印度瑜伽打通中华之经络。

6.开放而不是关闭，臣服而不是抗拒。阴瑜伽练习的第一步培养的是对事情开放和臣服的态度。

7.不要去创造什么，不是去表演。体式仅仅是载体，让你更好地感受自己，学习如何让欲望放松。不是调整姿势，而是学习在不适中感到舒适；不是排除不适，而是学习在不适中放松和觉知。

8.阳极生阴，阴极生阳。老子云："阳极必生阴，阴极必生阳，盈极必损，盛极必衰。月盈则亏，日午则偏"。物极必反，这便是一切事物的规律。阴瑜伽的的产生就是在我们练习过阳之后的产物。同时，在练习阴瑜伽的过程中，身体也会生阳发热。

9.动中求静，静中求动。修行的过程也就是静中求动，动中求静的过程。净空法师讲：动静是一个，动到极处就是静，静到极处就是动，如晓得动静是一个就大彻大悟。静就是定，动就是慧。

10.阳瑜伽练得越多，体式越复杂，阴瑜伽练得越多，体式越简单。阳瑜伽是博大精深，阴瑜伽是大道至简。大道至简意味者"少而精"，博大精深意味着"多而广"，大道至简与博大精深是一对矛盾，是一体的两面。大道至简与博大精深是可以转化的，大道至简往往要博采众长。所谓"为学日增，为道日减"就是这个道理。